UMA HISTÓRIA REAL

perdoar amar agradecer

**COMO SUPERAR A DOR
E CURAR SUA VIDA**

CARMEM MENDES

UMA HISTÓRIA REAL

perdoar
amar
agradecer

**COMO SUPERAR A DOR
E CURAR SUA VIDA**

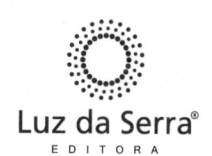

Luz da Serra®
EDITORA

Nova Petrópolis/RS - 2022
2ª Edição

Produção editorial
Tatiana Müller

Revisão
Marcos Seefeld
Franciane de Freitas

Capa
Desenho Editorial

Projeto gráfico
L Aquino Editora

Ilustrações do miolo
Freepik.com.br

LUZ DA SERRA EDITORA LTDA.

Avenida Quinze de Novembro, 785
Bairro Centro - Nova Petrópolis/RS
CEP 95150-000
loja@luzdaserra.com.br
www.luzdaserra.com.br
loja.luzdaserraeditora.com.br
Fones: (54) 3281-4399 / (54) 99113-7657

Dados Internacionais de Catalogação na Publicação (CIP)
(Câmara Brasileira do Livro, SP, Brasil)

Mendes, Carmem
  Uma história real perdoar amar agradecer : como superar a dor e curar sua vida / Carmem Mendes. -- 2. ed. -- Nova Petrópolis, RS : Luz da Serra Editora, 2022.

  ISBN 978-65-88484-62-3

  1. Amor próprio   2. Autoajuda   3. Autoconhecimento   4. Cura – Aspectos psicológicos   5. Mulheres – Aspectos psicológicos   I. Título.

22-135592   CDD–158.1

Índices para catálogo sistemático:
1. Autoajuda : Autoconhecimento : Planejamento estratégico : Psicologia aplicada   158.1
Eliete Marques da Silva – Bibliotecária – CRB-8/9380

Todos os direitos reservados. Nenhuma parte desta obra pode ser reproduzida ou transmitida por qualquer forma e/ou quaisquer meios (eletrônico ou mecânico, incluindo fotocópia e gravação) ou arquivada em qualquer sistema ou banco de dados sem permissão escrita da Editora.

"Um livro deve ser um machado para quebrar o mar congelado dentro de nós."

Essa frase de Kafka resume o que eu tentei fazer ao escrever este livro, sem nunca imaginar que a primeira a ser atingida em cheio pelo machado seria eu.

Reescrever minha trajetória me fez enxergar pontos da minha vida que ainda eram obscuros e, ao colocar luz sobre eles, enxerguei a minha mentora.

E é para ela o agradecimento principal.

Ela me deu toda a força que carrego dentro de mim.

Ela foi capaz de transmitir sem falar.

Ela me guiou sem saber.

Me abraçou sem suas mãos.

Me fez entender o quanto eu precisava enxergá-la para poder trilhar meu caminho.

Para ela, que fez movimento em meu caminho, eu derramo todas as minhas lágrimas. De amor, de alegria, de redenção.

Ela me fez saber perdoar, amar e agradecer.

Comigo e ao meu lado o tempo todo, abriu meus olhos para que eu pudesse viver o que vivo hoje.

Por isso, peço humildemente: Benção, mãe.

Honro a ti e a todas as mulheres que vieram antes de mim!

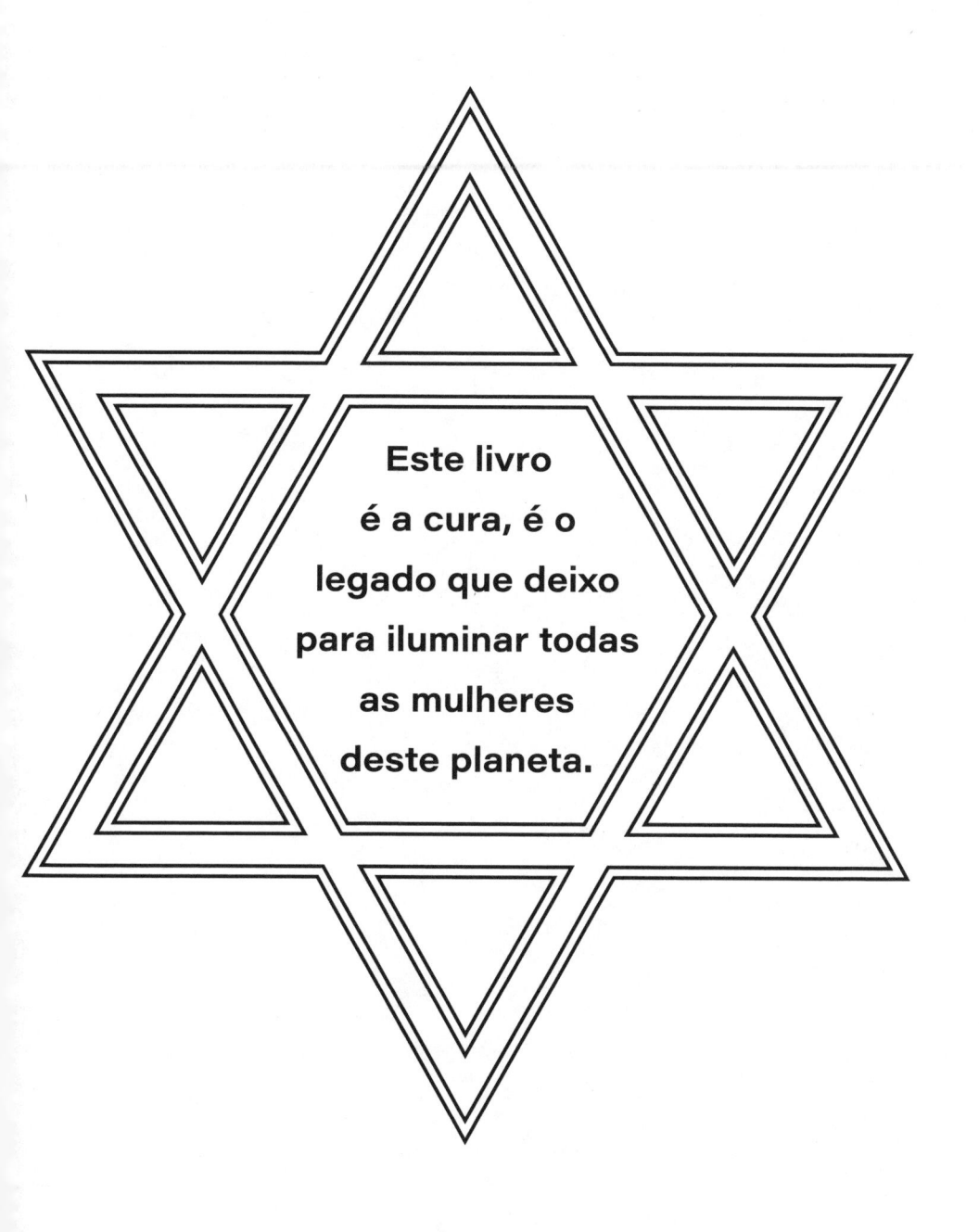

Este livro é a cura, é o legado que deixo para iluminar todas as mulheres deste planeta.

@carmemmendes

SUMÁRIO

INTRODUÇÃO 13

PARTE 1 - PERDOAR 16

Varrendo a escuridão 42

"Me perdoe": a palavra mais importante é o perdão 55

Exercícios de autoconhecimento 58

Fazendo as pazes com o passado 65

Exercício: divirta-se com sua criança interior 69

Exercício: altar para sua criança interior 70

PARTE 2 - AMAR 71

O poder do autoamor 91

"Eu te amo": uma poderosa ferramenta de limpeza 99

De dentro para fora 101

Escolha com o coração 105

Ame-se: o poder de dizer *não* 109

Exercícios de amor-próprio 114

Diário de bordo para o ciclo do amor-próprio 116

PARTE 3 - REALIZAR 117

Transformando sonhos em realidade 125

A sua lista de realizações 141

Exercício: crie sua lista de realizações 143

Exercício: desenhe um retrato 146

Como atrair sua alma gêmea 149

Exercícios para atrair sua alma gêmea 157

PARTE 4 - AGRADECER 163

"Sou grata" 174
Exercício: sua lista da gratidão 176
Exercício: sentimentos positivos 178
A vida não para, para que a gente se conserte 179
Confie na vida 187
Qual é o nome do filme da sua vida? 193

PARTE 5 - BRILHAR 195

A Mulher Estrela:
você nasceu para brilhar 201
Decreto das Mulheres Estrelas 207
Meu Sol 209

PARTE 6 - DOAR 216

PALAVRAS FINAIS 225

POSFÁCIO 229

INTRODUÇÃO

Nunca imaginei que teria duas gestações simultâneas. Quando comecei a escrever este livro, estava gerando uma vida dentro de mim. E dois milagres aconteceram ao mesmo tempo: o nascimento do meu filho, que veio iluminar minha vida, e uma morte – a morte de quem eu era, de meus medos, de todas as inseguranças que ainda teimavam em fazer parte de mim.

E escrever este livro, como forma de ajudar outras mulheres, acabou sendo uma fonte de autoconhecimento para que eu pudesse ressignificar cada trecho e episódio que vivi.

A cura passa por muitos níveis e eu sei que não é possível fazer pelo outro o que não fazemos por nós mesmas. Ao longo do meu processo de escrita, curei algumas partes que ainda não tinham sido cicatrizadas em minha alma e me dediquei para que cada mulher que entrasse em contato com as páginas deste livro pudesse ser transformada, tocada, e conseguisse entrar em contato consigo mesma para despertar a luz que reside em seu interior.

Muitas vezes é preciso enfrentar as sombras para que encontremos o caminho que nos leva à nossa iluminação. E mesmo que a intenção deste livro não seja iluminar de fora para dentro, ele tem uma chave que te dá acesso para abrir esse tesouro que existe dentro de você.

✡ Uma história real: *Perdoar Amar Agradecer* ✡

Nunca se esqueça: você é a guardiã do seu tesouro mais precioso: a sua história. E é através dela que vai se reconectar com a sua força.

Que as páginas a
seguir possam
transformá-la em
uma Mulher Estrela.

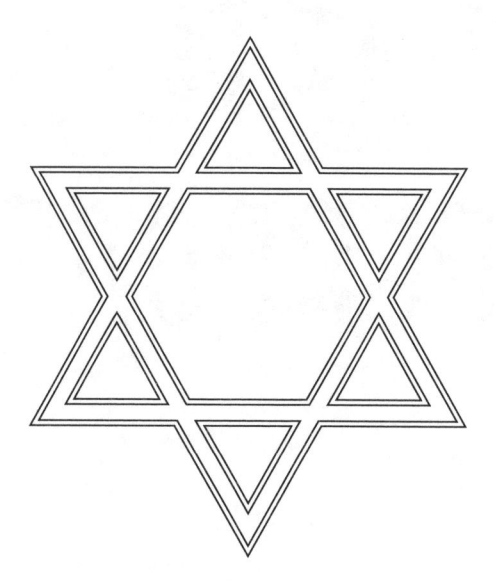

Com amor,
CARMEM MENDES

PARTE 1: PERDOAR

"Essa falta de perdão vai acabar te matando."

Ouvir essa frase da minha terapeuta foi como receber uma tijolada bem no meio da cabeça. Eu estava ali para solucionar um problema real: o término do meu casamento. E ela trazia à tona uma situação que não tinha nada a ver com a minha queixa.

Ou, pelo menos, eu achava que não tinha.

Já estava ali meio contrariada. Queria paz de espírito, e ela dizia com todas as letras que, para que eu conseguisse essa paz, primeiro precisaria fazer as pazes com meu passado.

"Não vim buscar mais um problema. Vim buscar uma solução", disse a ela, enquanto me encolhia e chorava feito uma criança. Não tinha forças nem para lidar com o presente, quanto mais com o passado do qual eu tinha fugido a vida toda.

Estar ali, diante daquela mulher, já parecia um absurdo naquela época. Eu era frequentadora de uma igreja evangélica e, sabendo que ela era casada com outra mulher, já tinha feito alguns julgamentos sobre "certo e errado". Portanto, não achava muito certo estar sujeita a algo que ela diria para mim. Mesmo assim, tinha topado marcar a consulta.

Mas eu só tinha aceitado porque estava no fundo do poço – sem coragem para viver ou sair da cama, entorpecida pela dor. Meu mundo era tão cinza que a qualquer momento a morte seria bem-vinda. Não que eu a desejasse, mas não via mais sentido em estar viva. Era como se eu estivesse presa em um beco sem saída.

A vida sem cor era massacrante demais para ser vivida.

> O PESO DAQUELES DIAS INTERMINÁVEIS NÃO ME FAZIA SENTIR QUALQUER *ESPERANÇA* DE QUE UM DIA EU PODERIA SER VERDADEIRAMENTE FELIZ. DESEJAVA O FIM DE TUDO. PELO MENOS, O FIM DAQUELE SOFRIMENTO.

No fundo, eu já vivia um fim, sem nem mesmo perceber. No dia em que tinham cortado a luz do apartamento onde eu morava e eu recebera a ação de despejo, sabia que a escuridão já me acompanhava fazia muito mais tempo. Desligar a luz tinha sido só um sinal evidente de que eu estava no escuro.

Era eu que não enxergava.

Mas quando aquela cegueira tinha começado? Quando eu tinha perdido o brilho? Eu não sabia sequer reconhecer aquela pessoa que via no espelho, aquela estrelinha da qual minha mãe se orgulhava de ver brilhar pelos cantos. Quem eu era? Quem eu tinha me tornado? Quando eu tinha deixado a minha luz se apagar? De que forma aquilo tinha acontecido sem que eu percebesse?

Sem qualquer brilho, tesão ou vontade de viver, eu tinha parado ali na consulta com uma terapeuta holística depois de perder 10 quilos. Nas semanas anteriores, eu realmente parecia uma morta-viva. Um zumbi que só dizia poucas palavras quando necessário. Estava doente, com a alma em frangalhos. Uma amiga muito especial, a Talita, me ajudava a tomar banho quase todos os dias para que eu não ficasse o tempo inteiro estirada na cama. Nesse período eu não conseguia enxergar nenhuma possibilidade de futuro.

A vida era sem cor. Sem sabor. Me sentia triste, frustrada, humilhada.

Me sentia sozinha. E o vazio era tão grande, que puxava tudo para dentro daquele buraco negro que se abria dentro do meu peito. Qualquer resquício de esperança virava pó. Eu não tinha forças nem qualquer motivo para continuar.

Então, quando a terapeuta vasculhava meu passado, que aparentemente não tinha qualquer relação com aquele desastre que estava minha vida, eu ficava imaginando como ia suportar mais uma dor. "Cavar mais fundo naquele buraco ia fazer com que eu me enterrasse de vez", eu pensava.

A vida toda, tinha escolhido o mantra: "tá doendo, joga para baixo do tapete". E havia tanto lixo acumulado ali, que não tinha nem coragem de levantar o tapete e encará-lo.

Mas a conta tinha chegado. Com juros e correções. E ela era alta demais para que eu pudesse ignorar. Estava onde jamais tinha imaginado chegar: em uma vida de escuridão.

Como tinha ido parar naquele lugar? Como tinha me tornado aquela mulher triste, sozinha, convicta de que a própria vida havia acabado?

A verdade é que eu ainda não sabia, mas a origem de tudo estava realmente no passado. Ou melhor: na minha infância.

Cresci em uma cidadezinha do Rio Grande do Sul chamada Santa Vitória do Palmar. Com 30 mil habitantes, estávamos distantes de qualquer civilização, e a cidade mais próxima ficava a 200 quilômetros dali. Era um município pobre que vivia da agricultura. Ali fazia muito frio e nem sempre as colheitas eram boas.

Era a quarta filha de uma família humilde. Até meus 10 anos, morávamos em terras de um homem que eu chamava de avô, para quem meu pai trabalhava. Dessa época, não me lembro de muita coisa, exceto de meu pai levando comida na casa de uma mulher e da convivência pacífica entre meus pais.

Dormia todas as noites com minha mãe, nunca os via juntos, e embora não soubesse que tinha alguma coisa errada com aquele casamento, sentia que existia algo que eu não conseguia entender. Crianças sempre sentem, mesmo quando as coisas não são ditas.

Era uma relação esquisita.

Quando completei 10 anos, saímos da parte rural e fomos para a cidade. Meu pai foi trabalhar em um local longe de casa, e foi aí que começamos a entender o que era ficar sem comida. Minha mãe colocava um bocado de arroz e tomate no prato de cada filho e dizia que não era bom comer carne todo dia, para não entendermos que aquela escassez de alimento era nossa realidade. Mas a verdade é que era aquilo que ela podia comprar. Eu ia à escola sempre com a mesma roupa, sentia que tinha uma infância carente, mas não tinha consciência disso até então.

Sentia um certo vazio. Algo incômodo que não sabia identificar. A verdade é que minha mãe cuidava de nós como podia, mas estava sempre ocupada e sua ausência era sentida mesmo quando estava por perto. Pudera: éramos quatro filhos, e não há abraço ou colo para todo mundo quando se tem uma casa para cuidar e a preocupação constante com a manutenção de tudo.

Muitas mulheres sentem esse vazio quando adultas e nem imaginam a sua origem. Mas é provável que na infância tenham tido a primeira sensação de abandono, de ausência, de solidão.

E quando revisito as cenas que tenho na memória, percebo que estava sozinha na maior parte delas. Pela diferença de idade com meus irmãos, aprendi a brincar sem ninguém por perto. E sem brinquedos, a imaginação era minha única aliada.

Essas memórias nos revisitam com frequência, e é curioso como guardamos parte delas como parte de nós. Me lembro de uma Páscoa especificamente, quando eu queria tanto um chocolate, que chorava ao pedir. Minha mãe, vendo aquela cena, me deu um dinheiro para ir até a venda e comprá-lo. Só que a recordação desse dia me gerava culpa. A culpa de querer um chocolate que não podíamos pagar. A culpa de querer um chocolate na Páscoa. Eu era apenas uma criança, mas já era atingida em cheio por pequenos traumas cotidianos.

Quando fazemos essa retrospectiva, nem sempre encontramos apenas pequenezas que se arrastam como raízes dentro do nosso inconsciente e nos prendem a crenças e sensações. Dentro de nós também moram memórias de episódios que insistimos em não lembrar, mas que vêm à tona quando mais queremos esquecer.

Assim como milhares de mulheres, eu fui vítima de um abuso quando menos esperava. Aliás, quem espera ser abusada quando criança? Quando mais confiamos nas pessoas? Quando estamos vulneráveis, suscetíveis, quando acreditamos que os adultos deveriam nos proteger.

Foi justamente nessa época que perdi um pouco da minha paz, quando um vizinho que morava perto de casa me encontrou sozinha e colocou sua mão entre minhas pernas. Senti um misto de horror e pânico. Como se eu não tivesse para onde fugir.

Essa lembrança traumática ficou escondida durante anos em uma gavetinha do meu inconsciente, sem que eu tivesse coragem de colocá-la para fora, porém, quanto mais fazia de conta que aquilo não tinha trazido estragos para minha alma, mais forte a sensação de desamparo se tornava. Isso porque uma mulher que teve um trauma de abuso muitas vezes tenta esquecer para não sofrer repetidas vezes com aquela sensação incômoda. Foi só depois de adulta que entendi que trazer tais memórias à tona fazia com que a cura acontecesse. Não se tratava de deixar tudo escondido: significava levar luz para os medos inconfessáveis e para as emoções mais difíceis de serem sentidas.

Quantas vezes revivi a sensação de culpa por ter sido abusada? Era inconsciente, mas, conforme fui crescendo, passei a entender que isso era mais comum do que eu imaginava: mulheres guardando esse segredo escondido a sete chaves porque se sentiam sujas e culpadas – como se alguém fosse julgá-las ou condená-las pelo ato sofrido.

É um dos episódios mais comuns na vida de uma mulher – e ao mesmo tempo o mais omitido nas conversas. E aquele trauma só cresce, dilacera por dentro, faz uma ferida que dói. Dói durante um relacionamento, dói durante uma interação. Dói porque nos sentimos vulneráveis e temos medo de que aquela pessoa que deveria nos proteger nos machuque. Carregamos o medo do toque, do abraço. Muitas vezes, o medo do amor. E nem sabemos por que o carregamos. Mas ele está ali, escondido, travestido de desconfiança.

Depois disso, cresci desconfiada de tudo e de todos. E aos trancos e barrancos, cresci. Até que, em um dia desses em que a gente não sabe ao certo como, uma notícia veio destruir minha paz. Eu já estava com 15 anos.

Estava em uma conversa descompromissada quando uma amiga perguntou, à queima-roupa: "Você sabe que não é filha do seu pai, né?".

Não consegui reagir. Fiquei paralisada.

Ao mesmo tempo, senti que o ar ficava mais frio. Minha pele se arrepiava. Meus sentidos estavam apurados. Respirei fundo, sem saber o que responder, mas disparei que aquilo era uma bobagem. Meu coração estava acelerado demais e eu não conseguia pensar.

O boato tinha chegado a ela por meio da chefe no estágio onde ela trabalhava, no Fórum da cidade. Cidade pequena, pouca coisa para fazer, muita vida para cuidar. Foi nesse cenário que ela contou à minha amiga que meu pai biológico era o dono da fazenda onde meus pais trabalhavam. Simples assim, como quem conta a alguém sobre sua comida favorita.

Ela assassinava meu passado. E jogava aquela informação de uma maneira que me desestabilizava em um simples instante. Foi um segundo capaz de mudar o rumo de uma história toda.

Fingi ignorar aquela frase, mas, conforme tentava apagar aquilo da minha memória, mais flashes surgiam do passado. Eu finalmente lembrava da minha mãe conversando com o "vô" quando eu era pequenina, do carinho que aquele homem tinha conosco. Fazia sentido, mas reconhecer aquilo me obrigava a ignorar a pessoa que eu tinha sido até aquele dia. A pessoa que era filha do meu pai e da minha mãe. Era ignorar a mãe que eu tinha, o pai, a mentira.

Era reconhecer que eu tinha acreditado em uma ilusão durante 15 anos.

Fui para casa tirar aquela história a limpo. Precisava saber a verdade. Conforme contei o que tinha sido revelado, minha mãe reagiu violentamente. "É mentira!", disparou com os olhos vermelhos de raiva. Suas veias saltavam dos olhos, e a impressão que tinha era de que ela ia explodir por dentro.

O tapa veio depois, em um impulso incontrolável que eu não consegui entender. "Nunca mais diga isso!", ela gritou, como se quisesse fazer com que eu enterrasse uma informação e nunca mais acessasse aquilo.

Saí de lá ressentida e inconformada. Aquela reação desmedida me fazia crer que havia algo errado. Fui até a casa de minha tia, irmã e maior confidente de minha mãe. Sabia que ela podia me ajudar.

Sentei-me no sofá, joguei o peso do corpo e disse: "Minha mãe contou tudo".

Ela ficou olhando sem saber o que dizer.

"Ela me contou tudo, tia. Contou que não sou filha do meu pai."

Então, ela revelou o segredo que fora escondido durante 15 anos. Meus pais viviam juntos, mas ambos tinham suas relações. Não se separavam por causa das crianças. Quando ela engravidou daquele homem que eu conhecia como avô, decidiram viver – ela e meu pai – como se fossem uma família, já que tinham mais três filhos.

Conforme ela ia contando os detalhes, eu ia sentindo o corpo ferver de raiva. Raiva do tapa que ela tinha me dado. Raiva por ter omitido por tanto tempo a verdade. Raiva por ela ter mentido.

Eu tinha raiva da minha mãe.

E a raiva se tornava repulsa, a tal ponto que eu não conseguia mais conviver com ela. Comecei a criar a imagem de uma pessoa horrível e personificar na forma da minha mãe. E para me distanciar dessa pessoa horrível, passei a viver fora de casa. Ela já não representava nada do que tinha sido para mim.

Assim, eu encontrava motivos para estar na casa de minhas amigas, para me esquivar de seu olhar, de sua presença. Logo que comecei a namorar, pensei: "Preciso me casar". Casar parecia ser a solução para estar longe dali e fugir de casa. Casar me manteria longe daquela mulher que eu queria rejeitar.

Os anos se passaram sem que estreitássemos um relacionamento. Era como se houvesse uma parede intransponível entre nós duas. Tinha acabado a intimidade, o carinho. Havia me tornado uma filha hostil quando estava ao lado dela.

Era uma guerra fria.

Ninguém falava sobre o assunto, mas ele estava ali, à nossa espreita o tempo todo, como um fantasma sobre as nossas cabeças.

Até que um dia, trabalhando em um pub, servindo bebida, conheci um homem por quem me apaixonei perdidamente. Ele parecia um príncipe saindo de um conto de fadas. Tinha os olhos azuis mais lindos que eu já tinha visto. Era loiro, alto. E não era da minha cidade. Estava ali porque havia passado em um concurso público federal e estava cumprindo o estágio.

Ele era lindo, educado, financeiramente e profissionalmente bem resolvido. Logo que saímos, soube de sua história: ele tinha perdido duas namoradas em acidentes de carro. Aquelas tragédias o faziam parecer um homem com uma certa tristeza e um vazio que eu me sentia capaz de preencher. Eu não entendia bem de buracos emocionais – muito menos que eu estava cheia deles. Mas via o príncipe pelo qual havia esperado a vida toda. Via uma tábua de salvação.

Me agarrei àquela oportunidade e comecei a enxergar nele uma pessoa diferente do que ele de fato era. Era a minha ideia de amor perfeito que imperava. Em pouco tempo estávamos namorando, e logo veio a transferência de cidade para ele – bem como o convite para que eu fosse junto.

Teríamos a oportunidade de começar uma vida nova, juntos. Eu mal podia acreditar naquilo tudo. Eu me casaria aos 19 anos.

Nos mudamos para uma ilha em Santa Catarina chamada São Francisco do Sul, onde vivíamos em um apartamento de frente para a praia. Eu começava a sentir a vida perfeita batendo à minha porta.

Ingressei na faculdade de Direito, sonhando com a estabilidade que teria se prestasse um concurso público.

Olhava aquela vida de filme e raciocinava "Eu consegui". Não tínhamos qualquer problema financeiro, os pais dele me agradeciam porque eu parecia tê-lo resgatado da depressão na qual ele se enfiara com a morte prematura das últimas namoradas, e assim começamos a viver uma vida de casal daquelas que todo mundo inveja.

Eu estava em plena forma, era jovem, linda, alegre e sem problemas aparentes. Ele era um homem bem-sucedido, bonito, com uma família tradicional que nos apoiava em tudo.

Só que a perfeição aparente sempre tem suas armadilhas invisíveis.

Tudo apenas parecia perfeito. Mas bastava uma análise um pouco mais clínica para perceber que havia algo errado. Quando estávamos juntos, ele não olhava nos meus olhos, não me tocava ou me beijava.

Comecei a analisar outras relações e a perceber que tinha alguma coisa estranha com a minha. Mas ainda não sabia identificar o que era.

Depois de um ano de convivência, comecei a sentir falta dele, mesmo tendo-o fisicamente perto. Pedia que ele participasse das atividades comigo, mas ele preferia que eu fosse sozinha. Contudo, aquela liberdade me fazia sentir culpada. Eu me sentia mal e estranha ao sair sem ele. E mesmo que tudo parecesse bem, comecei a perceber que estávamos tendo um casamento desconfigurado.

Às vezes, ele acordava de manhã e dizia que ia viajar para a Europa no dia seguinte. Não conseguia entender como aquela relação poderia se manter daquele jeito. Mas não cobrava nada dele porque ele não cobrava nada de mim. E assim vivíamos.

Em uma das minhas férias da faculdade, quando fui visitar minha família, ele não foi comigo. Passamos um mês longe e, quando retornei para casa, estava rolando uma festa no nosso apartamento, com os amigos dele e mulheres que eu não conhecia.

Fiquei surpresa com aquilo, mas fui simpática com todos e acabei entrando no clima que o momento pedia. Me encarreguei de servir aperitivos, preparar uma mesa de café, ser uma boa anfitriã. No final do dia, eu tinha um compromisso na igreja e, quando comecei a me preparar para sair, uma daquelas mulheres veio me perguntar se eu poderia deixá-la em casa. Durante o trajeto, ela falou algo que nunca imaginei ouvir em uma situação como aquela: ela teve um caso com meu esposo durante os dias em que estive ausente.

Fiquei muda, sem saber o que falar e como agir. Só perguntei novamente onde ela morava e me dirigi até sua casa. Deixei-a entrar para desabar em prantos, questionando a Deus por que aquilo estava acontecendo, por que todos me traíam. Era muita dor, e, no meio dessa dor, um medo enorme de não saber o que fazer com aquela informação. Vieram pensamentos como: "E se eu perguntar e ele mentir? Se ele decidir continuar com ela, se me trocar, o que vou fazer da vida?".

Fui para a igreja, orei e me acalmei. Decidi voltar para casa e conversar. Para minha surpresa, ele nem sequer negou, ficou me olhando calado por alguns minutos e disse apenas "Sim, é verdade". Aquela era uma facada no meu peito. Joguei a aliança longe, como se aquele gesto fosse resolver o problema, disse que queria me separar. Ele não fez nada, só ficou me olhando e saiu de casa, voltando dois dias depois.

Então, depois de uma conversa, decidi perdoar e seguir adiante, só que esse perdão não era real; era um perdão motivado pelo medo de não saber o que fazer.

Nessa época, decidi começar um estágio em Direito. Passei na seleção de uma das vagas mais concorridas da faculdade. Era algo novo e desafiador para minha vida profissional. No entanto, ele não vibrava com nada que eu fizesse. Disse que o dinheiro que eu ganharia não compensaria e começou a me pagar a mesma quantia para que eu não precisasse trabalhar.

Aquela situação travestida de cuidado foi me castrando dia após dia. E eu nem sabia que estava sendo castrada. Só sentia uma angústia que ia crescendo. Uma sensação de aperto no peito, como se aquele conto de fadas não fosse tão mágico como parecia ser. Era uma percepção de que a realidade era triste e sem vida, sem calor, sem toque. E ainda que eu me esforçasse para trazer vida àquele relacionamento, ele era tão frio, que me fazia questionar se uma relação poderia ser diferente.

E se Deus pudesse curar aquela dor? Parecia sensato buscar Deus naquele momento. E pensei que O encontraria dentro de uma igreja.

As coisas iam de mal a pior. Quando estava ao lado do meu marido, nunca me sentia boa o suficiente. Ele era triatleta e sempre deixava claro como meu corpo estava aquém das suas expectativas. Minha autoestima ia sendo minada dia após dia. Eu não trabalhava, porque tinha concordado com a ideia de ganhar aquele dinheiro que ele depositava todo mês na minha conta. Também não tinha uma relação que fizesse me sentir amada. Mas aparentemente estava tudo bem. E não há nada mais difícil para uma mulher do que não saber qual é a origem do seu sofrimento. A origem do vazio, do aperto no peito. Porque se eu contasse a alguém que estava triste, a pessoa imediatamente diria: "Não tem nada de errado com sua vida".

Em um desses desabafos com uma amiga, ela levantou a ideia de que eu precisava de tratamento, e foi aí que acabei indo parar no consultório de um psiquiatra. Sentada no divã, chorei todo aquele vazio e recebi um diagnóstico: depressão. Com o diagnóstico veio a receita médica de uma pílula para dormir e outra para acordar.

Eu estava infeliz, mas aquela medicação anestesiava toda a dor que eu sentia por dentro. E os remédios passaram a ser as minhas muletas. Sem eles, eu não conseguia levantar da cama e viver aquela vida medíocre que todo mundo invejava e da qual eu não sabia que podia me libertar.

Ele começou a achar que eu havia enlouquecido por estar tomando remédios. O relacionamento que já era ruim ficou ainda pior. Ele não se preocupava com o meu estado, mas com o que ia fazer comigo daquele jeito.

Do psiquiatra fui para o psicólogo e foi aí que finalmente percebi que o que havia naquela relação não era amor.

Eu tinha era medo de ficar sozinha.

Eu estava com ele porque achava que sozinha não dava conta da vida. E não tem nada mais terrível do que estar em um relacionamento e, mesmo assim, estar sozinha. Eu já estava vivendo aquela relação de mentira fazia tempo, mas não conseguia acreditar.

Então veio a formatura da faculdade de Direito. Era o momento mais importante da minha vida. Nunca havia tido uma festa, e aquele seria meu dia de princesa. Faríamos o jantar em uma noite e o grande baile na noite seguinte.

Ele havia se comprometido a pagar os garçons na noite do jantar, pois viu o quanto eu estava encantada em receber nossas famílias e amigos. No entanto, logo que os aperitivos começaram a ser servidos, ele se levantou da mesa, dizendo que iria embora porque teria uma corrida no dia seguinte. Fiquei estática, quase sem saber como reagir. Por outro lado, como já estava acostumada a não contar com ele, não disse nada nem tentei convencê-lo a ficar. Ele foi embora sem pedir licença, e eu voltei para o jantar fingindo que estava muito bem.

Fingir tinha se tornado minha especialidade.

Fingia que estava bem naquela relação, que estava feliz com minha vida, que tinha um casamento mágico como o que eu sempre sonhara. Nesse faz de conta, os remédios eram grandes aliados e me faziam suportar a realidade que eu não tinha coragem de mudar.

Então a coordenadora do jantar me perguntou se faríamos o pagamento. Todos estavam satisfeitos, alguns já estavam indo embora e eu fiquei surpresa. "Ele não tinha feito o pagamento?"

Eu não sabia o que fazer, exceto ligar para ele voltar. Liguei, fiz com que ele voltasse para cumprir o combinado, e enquanto o observava assinando o cheque dentro do estacionamento, me vi em uma situação completamente absurda e perguntei a mim mesma: "O que estou fazendo com este homem?".

Naquele momento de lucidez, percebendo que o dinheiro dele estava comprando minha companhia, que eu estava refém de uma relação que não me oferecia nada, chorei antes de dizer: "Eu não quero mais estar casada com você".

Ele deu de ombros enquanto eu o mandava embora para não voltar. Seu semblante era a pura expressão do descaso, que eu sentia como uma faca na minha garganta. Ele saiu dali sem dizer qualquer coisa que pudesse me fazer sentir bem, enquanto eu me recompunha e voltava ao jantar.

Ao chegar em casa, depois de vivenciar aquela cena fatídica, me senti humilhada e não consegui parar de chorar. Chorei durante toda a noite. Mesmo assim, na manhã seguinte, de olhos inchados, me preparei para o baile.

Toda menina sonha com seu grande baile. E eu ainda era uma menina sonhadora que acreditava em conto de fadas.

Enquanto me maquiava, respirava fundo ao pensar no quanto tinha estado sozinha durante todo aquele relacionamento. Ao entrar no carro, prendi o vestido na porta e voltei a chorar. Dentro do meu coração, a frase que vinha era: "Nunca mais vou esperar por alguém".

Mas ele apareceu no baile. E conforme olhava para ele, percebia que meu coração não batia, não vibrava. Eu não tinha qualquer sentimento por aquele homem que eu acreditara ser o meu príncipe encantado. Era como estar diante de uma estátua de gelo.

Eu não queria mais aquela relação.
Estava decidida.

Mas aí começaram as desavenças, já que eu não trabalhava e ele não iria mais depositar aquela quantia mensal na minha conta. O dinheiro começava a se mostrar um problema.

Para minha surpresa, o apartamento onde havíamos morado durante dez anos estava no nome dos pais dele, então eu estava com uma mão na frente e outra atrás, sem saber para onde ir. Recebi uma carta de despejo, cortaram a luz do imóvel e eu me senti completamente humilhada.

E assim surgiu a vontade de morrer. Da vergonha, da humilhação, da sensação de ter vivido uma relação sozinha. Da sensação de ter acreditado em uma vida de mentira. Sem esperança, eu me vi irreconhecível.

De pijama, doente, sem vontade de levantar da cama, recebi uma amiga que me aconselhou a ir a uma terapeuta holística. Eu era evangélica fervorosa, não acreditava que uma terapeuta holística poderia me tirar daquele buraco, mas aceitei aquela ideia que parecia absurda naquele momento.

Quando bati à porta da terapeuta, eu já acreditava que ia morrer de qualquer jeito. "Suicida não vai para o céu", pensei enquanto me via conversando com uma pessoa que achava não ser de Deus.

Com cuidado e um olhar carinhoso, ela me dizia que eu estava buscando um pai para cuidar de mim. Depois de eu contar minha história, ela disse que essa falta de perdão iria acabar me matando.

A verdade é que eu já estava morta por dentro.

Seca, sem vida. Sem luz.

Eu precisava fazer as pazes com meu passado, mas não tinha forças para lidar com ele. Só queria uma solução para aquele momento. Não me via enfrentando mais um problema.

"Faça uma Constelação Familiar", ela disse.

Fui a contragosto assistir a uma Constelação, mas, sem saber o que era aquilo, fiquei assustada. As pessoas se moviam naquilo que considerei uma sessão espírita. Corri para fora dali e prometi que não voltaria mais. Porém, na semana seguinte encontrei a terapeuta de novo e contei sobre minha fuga.

Quando começamos a falar sobre espiritualidade é que veio o clique. Minha mãe era a pessoa mais espiritualizada que eu conhecia – e eu tinha negado tudo que vinha dela desde que tentara apagar as memórias da minha vida. Eu havia bloqueado a espiritualidade ao criar o problema com minha mãe. Eu havia reprimido minha Divindade, minha capacidade de intuir. E, ao tentar negá-la, negava tudo que ela tinha me ensinado, como se tudo que viesse dela não tivesse qualquer valor. Eu não tinha percebido aquilo até então, mas comecei a observar como havia perdido a minha identidade ao negar minha mãe.

Ao fazer a Constelação Familiar, entendi tudo. Através da representação, vi minha mãe, meu pai e meu pai biológico, e a pessoa que me representava dizia "Eu sou criança, não tenho nada a ver com isso".

Naquele momento, minha vida ficou leve. Era como se um peso saísse do meu coração e das minhas costas. A sensação de que eu era um erro se resolveu na Constelação.

Mesmo assim, quando voltei para casa, ainda sentia aquele vazio que não conseguia explicar.

Além da Constelação Familiar, busquei também a numerologia, e assim subi um degrau na escada do autoconhecimento. Ali, com uma vibração um pouco mais elevada, vi que existia uma luz no fim do túnel, uma esperança para as coisas acontecerem na minha vida. Ou seja, não estava em um beco sem saída como imaginara até aquele momento.

Então uma vizinha comentou sobre algo chamado Ho'oponopono, uma prática havaiana pouco conhecida no Brasil até 2012. Suas palavras-chave eram **Sinto muito, me perdoe, te amo, sou grata.**

Tudo tinha começado em uma tribo indígena no Havaí, onde um sacerdote entendia que, quando uma pessoa da tribo tinha algum conflito familiar com outra, essas frases precisavam ser aplicadas. Mas era um padre quem falava por elas. Foi então que uma xamã dessa tal tribo, uma mulher chamada Morrnah Simeona, decidiu que ninguém precisava de um padre ou qualquer pessoa para aplicar as frases. Cada indivíduo tinha o próprio poder de se curar.

Comecei a estudar o Ho'oponopono, traduzir todos os vídeos para o português, fazer meditações, mergulhar naquilo. Eu repetia que sentia muito, falava sobre perdão, amor e gratidão. Elevava minha frequência e mentalizava outras coisas enquanto estava envolvida com aquele mecanismo de cura.

E foi assim que tomei uma decisão: eu precisava voltar para casa.

E foi o que eu fiz.

Deixar tudo para trás foi libertador. Voltei para a casa da minha mãe sem nada. Ela me recebeu com um abraço. Como não tinha onde dormir, deitei-me com ela abraçada na cama, como fazia quando era criança. E chorei. Queria curar minha vida. Queria aquele abraço dela fazia tanto tempo! Precisava tanto daquela mulher que tinha me dado à luz. Precisava do seu toque, da sua energia. Precisava perdoar minha mãe.

Naqueles dias de cura ao lado dela, conversamos sobre tudo aquilo que nunca tínhamos dito uma para a outra. Pedi que ela me contasse sobre o meu passado e finalmente enxerguei minha mãe como uma mulher muito humana e real. Ela era uma mulher forte, iluminada, positiva. Quando reconheci sua força, ela voltou a cuidar de mim, e eu despertava algo no meu interior. Tínhamos perdoado uma à outra. Íamos ver as estrelas em noites e mais noites em que ela me benzia, tirava tarô e dizia: "Minha filha, teu céu sempre vai brilhar onde quer que você esteja".

Resolvi mergulhar naquele momento.

Mas eu ainda precisava cutucar dentro daquela ferida e me curar de verdade. Para isso, o perdão precisava fazer parte da minha vida. Eu precisava perdoar meus pais, meu ex-marido. Precisava perdoar a mim mesma.

Todos os dias, ao meio-dia, eu me sentava diante da lagoa da minha cidade – meu lugar favorito no planeta. É um lugar abandonado aos olhos humanos, com o pôr-do-sol mais lindo que já vi na vida. Enquanto estava ali, fechava os olhos e silenciava para ouvir meu coração. Em um desses dias, em uma espécie de transe, vi uma fresta diante de mim, uma fresta de luz. Vi algumas luzes se movendo como feixes e perguntei o que era aquilo.

A resposta veio imediatamente:

"É a luz da Criação. Somos nós. **Estamos aqui para viver uma experiência humana e egóica de limitação. Mas nós somos seres ilimitados.**"

Aquele foi um dos instantes mais mágicos da minha vida. E eu despertei.

Me reconectei com tudo que tinha negado durante tanto tempo – meu Deus interior, minha espiritualidade. Percebi a bênção que era poder acessar aquilo tudo.

Então, me perdoei. E comecei uma nova caminhada depois dessa reconciliação comigo e com aquela mulher magnífica que tinha me dado a vida.

Quando perdoa seus pais, você aceita quem você é. Você deixa de se envergonhar de sua origem. E eu entendi que o perdão vinha para mudar a minha história. Entendi o que era perdão de verdade.

"Estamos aqui para VIVER uma *experiência humana* e egóica de limitação. Mas nós SOMOS SERES ILIMITADOS."

VARRENDO A ESCURIDÃO

★ Uma história real: *Perdoar Amar Agradecer* ★

Todo mundo inevitavelmente já vivenciou algum episódio de dor, depressão ou medo da vida. É aquele momento em que a gente não consegue avançar, que clama por uma ajuda divina ou sofre porque não consegue se levantar da cama.

Eu vivi tudo isso. Não era "falta de Deus", já que a primeira coisa que fiz foi buscar amparo na religião. Tampouco era "falta de remédio", porque também não ignorei a medicina.

O vazio que me angustiava e me fazia sentir que a vida não tinha sentido, me impossibilitando de estancar aquela dor, era algo que eu precisava enfrentar.

Viver com um sorriso no rosto, fazendo de conta que se está alegre, é uma constante na vida de muita gente. Pessoas que conhecemos e estão do nosso lado podem estar neste exato momento sentindo dores e angústias silenciosamente, pois a maioria de nós aprendeu a ir varrendo todos os problemas para debaixo do tapete.

E foi apenas quando comecei a trabalhar o Ho'oponopono que, de fato, comecei a viver minha cura.

Era um período em que eu precisava dizer sinto muito. Precisei pedir perdão. Precisei me perdoar e reconhecer quem eu era e de onde vinha. Precisei reconhecer que aquilo que a terapeuta havia dito era uma profunda verdade.

A falta de perdão pode matar. E mata, todos os dias.

Ela nos leva a um inferno pessoal. A um lugar escuro onde não reconhecemos a melhor parte de nós. A falta de perdão nos deixa estagnadas, insensíveis, doloridas. Sem vontade de sair do lugar.

Conforme acessei tudo aquilo que já estava dentro de mim, quando me reconectei com minha mãe, me reencontrei comigo mesma, fiz as pazes com meu passado e tive a incrível oportunidade de me entregar para a bênção que só o perdão pode proporcionar.

O perdão me fez reconhecer aquela criança interior. Fez com que eu entendesse que precisava curá-la, que tinha permitido durante muito tempo que ela ficasse ali esquecida, machucada, abandonada.

E essa cura fez com que eu me reconciliasse com essa menina. O Ho'oponopono fez com que eu fosse conduzida a essa jornada de volta para casa.

É na primeira infância que precisamos de alguém que cuide de nós. Sem esse cuidado, não sobrevivemos. E é tão necessário que tenhamos esses cuidados que existem pesquisas que confirmam que se uma criança não recebe toque, carinho, amor, ela sofre danos psicológicos e pode ser fisicamente afetada.

A criança não sabe esperar. Ela precisa de atenção e cuidado o tempo todo. E essas sensações são criadas conforme ela é cuidada. Só que se a criança, por algum motivo, não teve essas necessidades supridas quando pequena, ela sente uma rejeição, um vazio, uma ausência inexplicável que vai se repetindo ao longo da vida.

Muitos de nós precisamos do perdão, principalmente para curar essa criança interior que foi negligenciada e abandonada durante tanto tempo. Curar essa criança que quer carinho, que precisa ter experiências positivas de amor, que quer voltar a ter esperança. Que quer se sentir boa o suficiente.

Para limpar tudo isso, é preciso aplicar as quatro frases do Ho'oponopono. Se perdoar é o primeiro passo desta varredura emocional. Trabalhando o autoperdão atingimos o limite zero, a consciência pura, a plenitude, a paz de espírito e a harmonia.

O perdão é uma das palavras mais importantes, mas também é uma das ações fundamentais que movem o universo para que você possa se conectar à fonte divina de amor.

O que não conseguimos perceber quando estamos envoltas em uma nuvem de escuridão é que podemos limpar os traumas, e só nós temos essa ferramenta de autocura. **Somos 100% responsáveis por tudo que acontece em nossa vida.**

Se no momento em que eu busquei a cura eu resistisse ou simplesmente colocasse nas mãos de outra pessoa o poder de transformar a minha vida, eu não seria verdadeiramente transformada, porque a única pessoa capaz de operar essa mudança toda sou eu.

Quando fazemos o Ho'oponopono, estamos nos conectando com a criança interior que existe dentro de nós. Estamos falando das mentes... de subconsciente, supraconsciência e consciência. E o subconsciente é a nossa criança interior. Sem limpar as memórias dessa criança ferida, continuamos sendo pessoas reativas, ao passo que, se nos conectamos com essa cura através do perdão, nos conectamos com o Divino.

Literalmente limpamos o negativo e transmutamos as memórias. E quando limpamos memórias, elas param de se repetir em nossas vidas. E tenho certeza de que você, assim como eu, já viveu algumas situações inúmeras vezes. Isso porque a vida te deu oportunidade de curá-las.

Só quando sentimos a situação que causa dor é que temos a oportunidade de mudá-la para que não volte a acontecer.

Com o Ho'oponopono eu aprendi a limpar as memórias do meu subconsciente. Liberar memórias e crenças. Parar de reagir à vida.

Quando falo de perdão utilizando o Ho'oponopono é porque o perdão está dentro dele. E muita gente me pergunta se esse perdão que pedimos é para Deus ou para nós mesmas.

★ Uma história real: *Perdoar Amar Agradecer* ★

Essa é uma pergunta frequente para quem começa a praticar essa filosofia de vida.

Ao dizer "me perdoe", pedimos que Deus, a Divindade, nos ajude a perdoar, porque muitas das coisas que temos em nossa vida advêm da falta de perdão.

A palavra perdão é um ato. Um ato que cura um ferimento interno. Um machucado. E esse perdão não brota do coração da noite pro dia. Não acordamos e decidimos perdoar. Perdoamos porque a situação nos faz mal. Porque queremos liberar a situação de nossa vida. E quando tem perdão, tem cura.

Muitas vezes acreditamos que praticar o perdão é estar na frente da pessoa que nos feriu e simplesmente dizer as palavras "eu perdoo", mas isso não é verdade. Você sente esse perdão repetindo as palavras e estas palavras te transformam.

Não precisa colocar o intelecto. Deixe a mente de lado, e sua intuição começará a agir e guiar, como aconteceu comigo quando eu estava fazendo minha meditação diante da lagoa na minha cidade natal.

Quando estamos enfrentando conflitos, seja porque alguém nos fez mal ou porque nós fizemos mal ao outro, é importante perdoar e pedir perdão.

Na minha jornada em busca do perdão, fiz muitas descobertas. A mais reveladora delas era que eu sabia perdoar com facilidade, mas, quando precisava perdoar a mim mesma, era difícil. Eu me cobrava excessivamente, criticava a mim mesma. E varrer essa escuridão que me fazia ter vontade de morrer não era nada fácil.

Acessei a cura através do Ho'oponopono. Pratiquei tanto essa técnica que hoje quero que mais mulheres tenham acesso a esse conteúdo e a essa filosofia que transformou minha vida.

A mulher que mostrou ao mundo que não precisávamos de terceiros para acessar a cura foi Morrnah Simeona. Ela era filha de uma líder espiritual que sabia mesclar os mundos interno e externo.

Todos nós temos essas raízes e, assim como Morrnah, podemos acessar realidades internas e externas. À medida que foi crescendo, Morrnah passou a ajudar as pessoas a acessarem seus poderes de cura. Eram curas mentais, emocionais ou físicas, e ela dizia sobretudo que era necessário manter a harmonia entre os reinos espirituais e a comunidade.

E era através do Ho'oponopono que ela ajudava as pessoas a acessarem seus processos de cura. Quem a conhecia dizia que era uma alma gentil que falava pouco e sentia muito. E quando ouço isso, percebo como temos dificuldade em colocar o intelecto para trás. Morrnah dizia que na cultura ocidental dificilmente nos abrimos para uma compreensão de um Ser Superior. Com ela aprendi que as pessoas estão separadas e o homem gerencia e lida ao invés de deixar a força perpetuadora da Divindade fluir através dele para a ação correta.

Ela reconhecia a profundidade da doença e da dor em que estávamos mergulhados e sabia que precisávamos de cura. E, dessa forma, o Ho'oponopono podia ajudar a corrigir erros.

Conforme estudava a história dela, ia percebendo que somos a soma total de nossas experiências. Isso significa que muitas vezes estamos sobrecarregadas por nosso passado impregnado de memórias e sensações que não acolhemos. Experimentamos estresse e medo em nossa vida e, quando observamos com atenção, podemos perceber que a causa é uma memória e as emoções ligadas a essa memória que nos afetam.

O nosso subconsciente associa uma ação ou pessoa no presente com algo que ocorreu no passado e, dessa forma, as emoções vão sendo ativadas, e o estresse é produzido.

Ao dizer **sinto muito, me perdoe, eu te amo, sou grata,** nos conectamos com a nossa luz interior e com a luz da Fonte. Além disso, com a prática das frases ao longo do tempo, o nosso subconsciente dissolve os padrões negativos. Sendo assim, o mundo interior e o exterior recuperam o equilíbrio.

O PERDÃO é uma das palavras mais importantes, mas também é uma das *ações fundamentais* que movem o universo para que você possa se CONECTAR à *fonte divina de amor.*

@carmemmendes

O mantra de Morrnah era "limpe, apague e encontre o Divino dentro de você". E tudo que ela ensinava era que o processo era essencialmente sobre liberdade, total liberdade do passado.

Como o conhecimento nunca se perde, um psicólogo chamado Dr. Len aprimorou a técnica e a propagou pelo mundo. Conforme foi estudando o Ho'oponopono, ele dizia que tudo que acontece ao nosso redor é a manifestação de memórias que guardamos no que ele chama de subconsciente ou a manifestação de uma situação que precisamos vivenciar para crescimento espiritual.

Isso quer dizer que no Ho'oponopono tudo que acontece ao nosso redor é resultado de memórias. Precisamos ter consciência de que elas existem para que possamos purificá-las. É por meio da prática que construímos uma nova atitude mental.

Uma nova atitude mental não é algo que conseguimos em um piscar de olhos. É preciso se observar, observar os pensamentos, o que assistimos, o que lemos, o que ouvimos, porque se recebemos todas as informações e registramos como memória, devemos ser conscientes ao que recebemos voluntariamente.

O Dr. Len curava pessoas mentalmente enfermas simplesmente revisando seus prontuários médicos. Enquanto os lia,

ele trabalhava sobre si mesmo e os pacientes começavam a se curar.

E não estamos falando de pacientes comuns. Estamos falando de pessoas que estavam internadas e muitas vezes eram amarradas por conta de surtos. O que ele fez? Ele dizia que simplesmente curava dentro de si a parte que os havia criado.

Sendo assim, ele dizia que se assumimos completa responsabilidade pela nossa vida, tudo que olhamos, escutamos, saboreamos, tocamos ou experimentamos é de nossa inteira responsabilidade porque está em nossa vida. **Você é 100% responsável por tudo que acontece na sua vida.**

Se me dissessem isso naquele momento, quando eu estava no fundo do poço, ia dizer que isso não é verdade. Que minha vida era um desastre porque meus pais tinham escondido algo de mim. Ou porque não tinha recebido amor do homem que eu tinha escolhido para me casar.

Eu não sabia que podia mudar minha vida. Nem como. E o que quero dizer neste momento é que você pode mudar a sua realidade agora, saindo da vitimização.

Você tem se colocado como coitadinha? Você tem que ser responsável pelo que acontece na sua vida. O tempo todo. **Você tem o poder de transformar a sua história.** Tem todas as ferramentas para se autoconhecer. E o Ho'oponopono traz frases que vêm do amor e do perdão.

Ao falar sinto muito, nos colocamos como responsáveis por atrair a situação de dor até nós e assim temos o poder de liberar o que nos causa desconforto. Essa frase mostra que não somos culpados e nem vítimas, e sim que somos os Criadores da nossa própria vida e de tudo que nela acontece.

Quanto mais LUZ você consegue encontrar DENTRO DE SI, **mais irradia para o mundo.** E a sua VIDA não apenas melhora, como *você cria* o ambiente perfeito para as MUDANÇAS ao seu redor.

A mudança das outras pessoas não parte de você. Nem é sua responsabilidade, mas a expressão da sua verdade é. E o que quero dizer é que todos nós temos uma influência positiva no mundo. Todos podemos evoluir espiritualmente.

Mas para que isso aconteça é preciso varrer a escuridão, e a cura começa com o perdão. Para perdoar o outro é preciso em primeiro lugar perdoar a si mesma. Só assim você é capaz de reconhecer as bênçãos que você derrama sobre a Terra.

Quando a gente só vê sofrimento é porque, de alguma forma, ele está ali arraigado dentro de nós. Geralmente, nesses casos, reagimos a tudo. Como uma criança. Porque é essa criança interior que absorve as energias do sofrimento. E a sua criança interior é um reflexo da sua infância e das feridas que ocorreram na sua vida.

A criança interior sente e experimenta tudo. A experiência espiritual pode ser intensa; e o sofrimento, incapacitante. Quando trabalhamos o perdão, crescemos e curamos a criança interior. Equilibramos e impactamos positivamente o mundo.

Estamos com um mundo cheio de pessoas com suas crianças feridas, reagindo ao impacto de tudo, exalando sofrimento, sem amor, sem apoio, sem as necessidades emocionais satisfeitas.

Um mundo sem sofrimento parte de uma vida sem sofrimento. E se pararmos de alimentar as feridas da nossa criança interior, conseguiremos interromper o ciclo de inconsciência e reatividade. Consequentemente, conseguiremos estancar o sangramento da ferida.

"ME PERDOE": A PALAVRA MAIS IMPORTANTE É O PERDÃO

Ho'oponopono significa acertar o passo. Quando utilizamos as quatro frases, estamos limpando as memórias de dor. E o perdão faz parte desse processo.

Mas estamos pedindo esse perdão para quem? Para Deus ou para nós mesmas? Quando falamos "me perdoe", pedimos que Deus, a Divindade, nos ajude a nos perdoar.

Muitas coisas que acontecem em nossa vida derivam da falta de perdão. Alguém trouxe algo que prejudicou a sua vida e você não consegue liberar o perdão – porque está machucada, ferida, e quem está ferido, fere.

O perdão que quero ensinar a você não vai simplesmente brotar do seu coração. O perdão é uma atitude. Você decide perdoar alguém e perdoa mesmo que essa situação esteja te fazendo mal.

"Eu decido perdoar e viver o perdão, e liberar essa situação."

Quando você perdoa, você cura a sua vida.

Então, vamos aprender a perdoar de forma mental com a meditação que proponho no QR Code da p. 228 deste livro.

A atitude repetida é o que transforma você. De tanto falar: "Eu perdoo", "Me perdoe", ou "Divindade, me ajude a perdoar essa pessoa", já é um ato de perdão na sua vida.

E de tanto falar isso, um dia você simplesmente perdoa. Não precisa colocar o intelecto, só deixe a mente de lado e permita que a sua intuição te guie. Se jogue de coração aberto para entender o que estou falando.

Se estiver passando por uma situação conflituosa, diga "eu perdoo". Se você feriu alguém e está com problemas com alguma situação ou alguém e não consegue pedir perdão para a pessoa, você pode praticar sozinha:

"Fulano, eu peço perdão agora. Eu estou perdoada por você."

O PERDÃO permite cortar a ligação com a memória de dor. ELE LIBERTA. É um elemento essencial. Somos capazes de atingir a PAZ interior somente quando praticamos o perdão. **Perdoar é se libertar** do passado, portanto, é o meio de corrigir os erros de percepção.

@carmemmendes

EXERCÍCIOS DE AUTOCONHECIMENTO

Pense no seu passado

Liste os principais episódios de dor da sua infância, aqueles de que você se recorda:

_____
_____
_____
_____
_____
_____
_____
_____
_____
_____
_____
_____
_____

★ Uma história real: *Perdoar Amar Agradecer* ★

Depois disso, responda:

Como era a relação com seus pais?

_____
_____
_____
_____
_____
_____
_____
_____

Como era o seu comportamento?

_____
_____
_____
_____
_____
_____
_____
_____

Hoje você percebe traços desta criança reagindo a acontecimentos da mesma forma?

_____
_____
_____
_____
_____
_____
_____

Sua mãe era uma pessoa que costumava perdoar?

_____
_____
_____

Seu pai costumava perdoar com facilidade?

_____
_____
_____

★ Uma história real: *Perdoar Amar Agradecer* ★

PENSE NO SEU PRESENTE

Na sua vida atual, de 0 a 10, qual nota você dá para:

Relacionamento amoroso: _____

Relacionamento com os pais: _____

Relacionamento com os filhos: _____

Estilo de vida: _____

Trabalho: _____

Em algumas dessas análises, você sente que pode melhorar? De que forma?

_____
_____
_____
_____
_____
_____
_____

De que forma você se auto-observa atualmente? Se você fosse um caminhão-pipa e a água dentro dele fossem as mágoas que carrega, diria que está cheio ou vazio?

___

Como é para você trabalhar as mágoas?

___

Como é para você perdoar os outros?

___

★ Uma história real: *Perdoar Amar Agradecer* ★

Como é para você se perdoar?

_____
_____
_____
_____
_____

Você acredita que a cura pode vir desse reconhecimento de que você pode consertar tudo em sua vida?

_____
_____
_____
_____
_____

Como você reage a conflitos?

_____
_____
_____
_____
_____
_____

Você culpa as pessoas pelo que acontece em sua vida?

_____

_____

Que áreas da sua vida poderiam ser melhores se não houvesse conflitos e mágoas?

_____

_____

_____

Você consegue praticar o Ho'oponopono nessas áreas?

_____

_____

_____

Respondendo a essas perguntas, fica claro para qual área da vida você pode dar mais atenção. Depois de entender como está sua vida neste momento, vamos varrer a escuridão.

A luz só pode voltar a brilhar se você enfrentar as suas sombras. E não tem como varrer a escuridão sem olhar para as dores, para o que você jogou para baixo do tapete, para as mágoas, para as suas insatisfações.

Já fui a pessoa que não estava consciente das próprias dores. Hoje percebo que quanto mais fugimos da sombra, mais ela ganha força.

Portanto, a sua lição agora é seguir todos os exercícios propostos para que você possa limpar as memórias de dor e partir para uma nova fase de amor e aceitação.

Bônus: *no QR Code da p. 228 deste livro, acesse a meditação guiada para o perdão.*

FAZENDO AS PAZES COM O PASSADO

Se uma situação está causando dor, você tem a oportunidade de mudar para que ela não volte a acontecer. O Ho'oponopono é uma prática que me ajudou a entender isso a fundo, e você vai perceber, ao longo do livro, como precisamos entrar em contato com as dores para que elas efetivamente sejam curadas.

"Eu sinto muito, me perdoe, te amo, sou grata."

Parece pouco, mas são palavras que trazem força e reflexão. Palavras que fazem você curar internamente e energeticamente as situações que se apresentam. É como se as memórias do seu subconsciente viessem à tona para que você as limpasse.

E com o aprendizado da criança interior, você consegue limpar de vez tudo aquilo que te incomoda. Já falei um pouco sobre a criança interior e agora pretendo me aprofundar nesse assunto tão interessante.

Muitas vezes, quando você reage a um evento de determinada maneira, não é você, é sua criança reagindo. Pode perceber: em uma briga, quando você faz uma birra, bate o pé ou quer ter razão, é a sua criança agindo em seu lugar. Você mal conhece essa criança interior e já vai tendo reações através dos impulsos.

Dentro de todos nós existe essa criancinha. Porque todos vivemos a infância – cada um à sua maneira. Tivemos dores e tivemos desafios. Alguns ficaram registrados na memória. E a maior parte deles não lembramos, mas, de alguma forma, estão ali registrados e acabam pautando nosso comportamento pela vida afora, porque reagimos conforme aprendemos a reagir lá na infância.

Unihipili é o nome dado, no Ho'oponopono, para a nossa Criança Interior, que tem um papel fundamental na cura e resolução dos nossos problemas. Ela é a guardiã do nosso subconsciente. Se não sabemos acessar a criança interior e se não temos o poder de acessar o subconsciente, não temos sucesso em nossa vida. E quando falo em sucesso não quero dizer dinheiro. Me refiro a conquistas pessoais, de relacionamento, de estilo de vida confiante.

Muitos traumas e crenças negativas do passado não deixam você prosperar nem ser a pessoa que sonha em ser. Eu, por exemplo, vivi uma vida de muita escassez na infância e, durante muito tempo, acreditei que não podia ter sucesso profissional ou ganhar dinheiro com o que sabia fazer bem. Era minha criança que não permitia que eu fosse bem-sucedida. Ela acreditava que eu precisava ser cuidada, que precisava sempre de alguém ao meu lado me dando suporte emocional e financeiro.

Você precisa acessar as memórias da sua vida, mas aprendemos que quando temos uma dor, não devemos olhar para ela. Só que não olhar para isso gera muitas outras questões na nossa vida. Gera crenças.

Sei que dói olhar para suas sombras. Mas não olhar é não curar.

Por isso estou te mostrando como acessar o poder de autocura que está aí dentro de você. Estou te convidando a olhar para os seus medos, para as suas dores emocionais.

A primeira vez que encontrei minha criança interior foi em uma vivência. Acessar minha criança interior foi emocionante porque vi quantos traumas e inseguranças ela ainda tinha. Eu precisei olhar para ela e dizer que eu era adulta e dava conta de tudo que estava acontecendo na minha vida.

Acessar é olhar nosso lado criativo e inocente. Quantas qualidades essa criança tem? Quem sabe essa criança não está procurando essa resposta?

ORAÇÃO PARA A CRIANÇA INTERIOR

Imagine uma luz branca perolada envolvendo você.
Essa luz representa a Fonte da Criação.

Minha criança interior, agora eu vejo você.
É maravilhoso poder te encontrar.
Sinto muito por não ter reconhecido você antes;
me perdoe, por favor.
Eu libero todas as memórias de dor que juntas vivemos;
éramos crianças e não sabíamos o que estávamos fazendo.
Minha querida criança interior, eu amo você.
Eu limpo em mim as memórias que causaram tanta dor em nós.
Eu sinto muito.
Me perdoe.
Te amo.
Sou grata.
Hoje você tem um lugar no meu coração.
Está feito

Bônus: *no QR Code presente na p. 228 deste livro, acesse uma meditação guiada para conhecer a sua criança interior.*

EXERCÍCIO: DIVIRTA-SE COM SUA CRIANÇA INTERIOR

Quando você se encontra em um estado de ansiedade ou medo, que te impede de conquistar algo na sua vida, é possível que você tenha abandonado a sua criança interior.

E neste momento é importante fazer algo por você. Para ajudar nesse processo de conexão, faça uma lista com sete maneiras de se divertir com sua criança interior, podendo ser momentos como: ler um bom livro, ir ao cinema, cuidar do jardim, fazer uma massagem, aqui valem até alguns momentos infantis. Pense sem pressa nesses momentos que você vai poder vivenciar, tais como: correr na praia, desenhar ou até mesmo abraçar uma árvore.

1. _____
2. _____
3. _____
4. _____
5. _____
6. _____
7. _____

Feita a lista, tente se envolver pelo menos com uma atividade a cada dia e deixe a cura começar. Você pode criar grandes oportunidades de diversão para você e sua criança interior! Sinta o relacionamento entre você e sua criança interior melhorando a cada dia.

EXERCÍCIO: ALTAR PARA SUA CRIANÇA INTERIOR

Separe uma foto sua de quando tinha 7 anos, desde que você esteja sozinha, coloque em um porta-retrato, coloque flores na frente e todos os dias fale a seguinte afirmação na frente do altar:

"Minha querida criança interior, eu tomo a nossa história, assim como ela foi para nós quando éramos crianças. Hoje você tem um espaço dentro do meu coração, você faz parte de mim, eu sou você, e juntas agora seremos mais fortes".

PARTE 2: AMAR

Longe de tudo. Sem ninguém.

Essa era minha vida em Santa Vitória do Palmar depois do divórcio. Todos os dias, eu fazia orações e meditações diante do lago da cidade. Morava com minha mãe, recebia banhos de limpeza energética dela, era amada por ela. Mas, ainda assim, me sentia sozinha. Uma solidão desagradável, incômoda. Não tinha vontade de estar só. Queria dividir a vida com alguém.

"Será que existe alguém para mim?" – me fazia essa pergunta exaustivas vezes. Pensava no futuro, na idade batendo na porta, no caminho que eu já havia percorrido. Tantas esperanças depositadas em um único homem. Teriam sido dez anos desperdiçados?

Dez anos. Quem imagina se relacionar com alguém durante tanto tempo para só depois perceber que aquela pessoa não era quem acreditávamos ser? Que véu a ilusão nos coloca quando queremos acreditar em algo? Um véu que nos incapacita de enxergar aquilo que precisamos ver.

Mas eu tinha despertado. Tinha saído da relação com a cabeça erguida, embora tenha sofrido tanta humilhação na pele. Na alma.

Longe de tudo. Sem ninguém.

Tudo que eu queria era encontrar a cura. Cura para meu desejo de ser amada. De ser desejada, de ser tocada. Queria alguém, ah como eu queria. Alguém que me amasse. Toda mulher deseja ser amada.

Será que eu serei amada? Essa era a pergunta que fazia os estilhaços da minha alma serem mais uma vez destruídos em pedacinhos. Ser amada era urgente. Era um amor que eu ansiava receber.

Ao mesmo tempo, com todo amor do mundo que recebia de Deus, da minha mãe, sabia que precisava sair debaixo da barra da saia dela. Precisava criar asas, crescer, alugar uma casa, morar sozinha. Não podia depender dela o resto da vida.

Quanta contradição havia dentro de mim. Recebia tanto amor. Gratuito, genuíno, entregue. Mas ansiava por aquele conto de fadas que ainda não tinha vivido.

Ansiava pelo amor romântico. Pelo amor que via nos filmes. Pelo amor que fazia as borboletas flutuarem no estômago.

Ainda estava em um processo de recuperar as minhas forças quando soube que meu ex-marido já havia se casado justamente com uma pessoa do trabalho dele. Eles tinham plena sintonia, pareciam ter sido feitos um para o outro.

É curiosa a sensação de saber que não se tem aquilo que se rejeitou. A ferida latejava. Ardia. Estava aberta. E eu chorava ainda mais com a notícia. Lavava a alma, sentia que o coração ainda estava quebrado. Sem conserto.

Mas a vida urgia. Eu precisava seguir adiante. E em um desses impulsos, em uma dessas coincidências, acabei indo parar em uma imobiliária para procurar uma casa – e foi justo ali que o conheci. Era um homem interessante, não parecia brasileiro. Tinha algo que eu não entendia o que era, mas que atraía.

Santa Vitória era uma cidade de 30 mil habitantes. Todo mundo se conhecia. Mas quem era aquele sujeito que estava ali e que eu nunca tinha visto?

Nos olhamos, e naquela troca de olhares, eu disse muita coisa. Mas sem falar uma só palavra. Ele sentiu meu interesse. E eu, o dele.

Na tarde seguinte, encontrei uma amiga que já estava incomodada, pois queria namorar, mas estava farta de não ser levada a sério. Ela não era a primeira nem a última amiga que se sentia desse jeito. E é curioso que, ao longo da minha vida, conheci muitas mulheres que viviam esse drama. Sonhavam em se casar, ter filhos, ou conhecer um cara legal com quem pudessem se relacionar, mas sempre acabavam sozinhas depois de alguns encontros. Algumas tinham desistido – e ficavam até amarguradas, acreditando que não existia mais a chance de serem felizes em um relacionamento. Outras buscavam incansavelmente, mas, conforme avançavam, percebiam que as relações não iam adiante. Era o primeiro encontro e nada mais.

★ Uma história real: *Perdoar Amar Agradecer* ★

A angústia dessas mulheres era crescente e fazia com que se tornassem cada vez mais ansiosas. Não sabiam ao certo se o problema era com elas ou com eles, e, às vezes, até discursavam a favor da independência, dizendo que priorizaram a carreira em detrimento da relação. Uma fuga, como que para aplacar um vazio.

Ao invés de investirem no autoamor, essas mulheres faziam o caminho contrário: buscavam uma metade que não existia, porque não estavam completas. E é tão comum vermos mulheres assim, desacreditadas de uma relação ou desesperadas por ela, que não percebemos que nos dois extremos existe a mesma causa: a falta de amor-próprio.

"Mas não tem ninguém por quem você se sinta interessada?" – perguntei a minha amiga, enquanto virávamos suas redes sociais buscando perfis compatíveis com o dela.

Para meu espanto, surgiu a foto dele. O bendito sujeito que eu tinha visto na imobiliária.

"Isso aqui não é para mim" – ela disse, dando de ombros.

"Mas é para mim" – vibrei.

Não demorou para que nos conectássemos. Ele tinha morado em vários países, era dois anos mais velho que eu, era espanhol, dono de uma cultura riquíssima, entendia de todos os assuntos, estava no Brasil a trabalho de energia eólica. E eu já via pontos em comum entre nós. Só via os benefícios daquela relação. Só conseguia focar no que achava que podia dar certo.

Tinha como dar errado?

Meu coração nem bem estava curado do término, mas que diferença fazia? Um amor não cura o outro? Eu me forçava a acreditar que uma pessoa tinha que me preencher.

"Por que não ir adiante?" – era a pergunta que eu fazia para Deus quando estava nas minhas orações. Não ouvia resposta, mas acreditava que aquele homem era um presente.

Me tornei a mulher mais atraente da cidade. Fisgá-lo foi mais simples do que eu poderia supor. E, de repente, percebi como era boa a sensação de ter um homem completamente apaixonado ao lado. Ele estava louco por mim.

Conforme fomos avançando nos encontros, fui percebendo que aquela poderia ser a saída para a minha solidão. Uma companhia agradável que só tinha olhos, mãos e boca para mim. Não tinha como dar errado. Eu estava sendo amada. Me sentindo amada dos pés à cabeça.

E a sensação de ser amada era inconfundível. Ele cuidava de mim. Me respeitava. Inevitavelmente engatamos um romance. E, aos meus olhos, ele era o novo príncipe dentro de um enredo que precisava de um final feliz.

Eu voltei a acreditar no conto de fadas que tinha abandonado lá atrás. Voltei a crer que o mundo podia ser bonito, colorido, cheio daquela magia que eu tinha deixado de acreditar.

Nosso entrosamento era cada vez maior, e ele me convidou para que fôssemos passar uns dias na Espanha. Eu conheceria seus pais na Província de Valência.

Fazer as malas para aquela viagem era como premeditar uma lua de mel e, ao chegarmos lá, vi que estava tendo uma vida digna de princesa. Ele andava de Porsche conversível, tinha um apartamento próprio, saíamos para comprar bolsas caras, e eu era mimada com presentes o tempo todo.

Entusiasmada com tudo aquilo, me sentia cada vez mais confiante. E quando estou feliz, meu entusiasmo chega a transbordar. Fico falante, vibrante e cheia de energia. Pronta para compartilhar a vida com quem estiver ao redor.

Só que, ao contrário de mim, ele era sério e reservado e, em uma noite em que saímos, aquela diferença comportamental se tornou nítida demais para que pudéssemos ignorá-la. Conversei com os amigos e amigas dele, brincava e contava sobre o Brasil, feliz de poder praticar meu espanhol, e experimentava os drinks sem pudores.

Na manhã seguinte veio a ressaca. Física e moral. Com a cabeça latejando, ouvi ele dizer que eu havia feito ele passar vergonha.

"Você me fez falar com pessoas que eu não conversava há milhares de anos", "Onde já se viu?", ele me questionava. Começou a me repreender por ter bebido, por ter conversado, por ter sido eu.

Sem perceber que eu não tinha feito nada de errado, comprei a ideia de que tinha sido um desastre ambulante – e decidi ser mais ponderada. "Onde já se viu falar com desconhecidos, rir alto, ser feliz e dançar na pista depois de exagerar nos drinks?"

A culpa me assaltava. Queria ser uma mulher "direita".

Passei a policiar meus atos, meu comportamento. Não podia perder aquele homem. Afinal, ele me amava. Só não me amava do jeito que eu era. Me amava do jeito que queria que eu fosse. E naquele momento, não via esse problema. Aliás, aquilo nem parecia um problema. Deixar de ser eu para ter uma companhia que gostasse de estar ao meu lado? Que mal poderia haver nisso?

Além do mais, eu gostava da companhia dele. Tínhamos uma química, a relação era legal. E bem diferente da que eu havia tido. No meu casamento, sabia que estava infeliz. Ali, não. Eu estava feliz. Mas não sabia que existia algo melhor do que aquela relação. Não sabia que não era normal precisar se anular pelo parceiro. Diferentemente de fazer concessões, eu estava cedendo parte de quem eu era para me encaixar naquilo que ele queria que eu fosse.

★ Uma história real: *Perdoar Amar Agradecer* ★

E ganhava tanto carinho em troca de ser obediente, que achava que aquilo era felicidade. Só não sabia que a felicidade estava condicionada ao fato de que ele só era legal comigo quando eu dançava conforme a música – ou melhor, não dançava. Quanto menos extrovertida eu fosse, melhor para a relação. Logo, entendi que era hora de deixar um pouco da minha personalidade de lado para caber naquela caixinha. Me sentia grata por ter alguém que me amava.

Sabia que eu tinha tirado a sorte grande. Minhas amigas diziam "Você está vivendo uma vida de cinema com ele". Ser amada era importante. E em uma conversa com uma colega, ela soltou a seguinte frase: "Se eu tiver que escolher uma pessoa, prefiro uma que me ame do que uma que eu ame".

Era comum ver mulheres ansiando pelo amor do outro. "Se ele me ama, está tudo bem", eu pensava. E assim, seguia a vida.

Até o dia em que ele foi chamado para morar no interior da Bahia, para gerenciar um parque de energia eólica. "Quer saber? Eu vou junto!", decidi. Pensei nos ares do Nordeste, nos coqueiros, nas praias. Me imaginei bronzeada e com os pés na areia, enquanto fazia as malas.

Bastou chegarmos lá para a decepção se instalar: a cidade era no meio do sertão, e a temperatura era de 13 graus. Mar? Só a seis horas de carro dali.

Era um pesadelo, e eu ficava trancada dentro do quarto do hotel a maior parte do dia. Ele saía para trabalhar, e eu pensava: "Como vou suportar isso por muito tempo?".

Vivia a vida dele. Estava disponível, mas não sabia quem eu era. Era a acompanhante que esperava o noivo chegar do trabalho. Era a mulher perfeita.

Fiquei dias buscando alguma coisa que pudesse fazer meu coração pulsar e encontrei um curso de Meditação Transcendental, em Brasília. Era aquilo que eu precisava. Dezessete dias fora dali. Fui fazer o curso, que coincidiu com uma viagem dele para a Espanha, e, durante uma prática de meditação, tive um clique. Foi rápido, mas foi uma porta que se abriu.

Olhei para dentro de mim.

Olhar para dentro de si mesma é um espanto. Passar a se enxergar, a se ouvir, a se notar. Era muito novo aquele encontro.

E passei a entender que tinha muito barulho ali dentro. Eu ouvia opiniões de fora, de amigas, de mãe, de terapeuta, mas nunca ouvia aquela voz interna. Nunca parava para me ouvir.

Então aprendi a silenciar. E aquele barulho todo foi se acalmando. A conexão foi se estabelecendo de um jeito mágico. E então pensei: "Que bom seria se todas as mulheres pudessem ter essa conexão com elas mesmas".

Aquele devaneio se tornou uma faísca de esperança. E perguntei: "Por que não?".

Mal desembarquei no sertão da Bahia e criei um grupo de WhatsApp com dez amigas. Queria ensiná-las a se ouvirem. Queria que elas tivessem aquela sensação mágica, aquele encontro com a pessoa mais importante do mundo: elas mesmas.

Do dia para a noite, o grupo cresceu. Cada uma das minhas amigas foi adicionando mais pessoas e, quando percebi, estava diariamente dando assistência para centenas de mulheres no WhatsApp. Mulheres que eu nunca tinha visto na vida, mas que eu atendia gratuitamente porque nem sabia como ganhar dinheiro com aquilo.

Aliás, eu ainda enchia a boca para dizer que era advogada. Terapeuta? Uma palavra que não fazia parte do meu vocabulário até então.

Foi justamente nessa época que nos mudamos mais uma vez, e eu consegui voltar a trabalhar. Dava aula de Direito Constitucional, mas contava as horas para sair do trabalho e me jogar no nosso grupinho de mulheres. Queria saber o que elas faziam, queria ajudá-las. E embora ainda não tivesse resolvido a minha relação, ainda conseguia entender que não tínhamos um relacionamento ruim. Não havia traição, ele era respeitoso.

Só que ambos estavam sempre trabalhando, distantes. E a maior armadilha para uma relação é essa: estarmos ocupados e nos distrairmos do relacionamento.

Eu só conseguia enxergar de fato a relação quando viajávamos juntos. A convivência ombro a ombro deixava as diferenças tão gritantes que era impossível não notar.

Mais uma vez, veio a transferência dele de cidade. Fiquei triste, porque estava sendo reconhecida no trabalho, dando aula em dois cursos preparatórios para concurso, com uma remuneração que me deixava feliz, mas o que importava? **Dei as costas para minha vida e decidi acompanhá-lo mais uma vez.**

Naquela nova cidade do Rio Grande do Norte, uma amiga me mandou uma mensagem. Era um sábado qualquer quando ela disse, entusiasmada, que tinha conhecido uma mulher americana que eu ia amar. "Ela faz umas afirmações positivas. Vou traduzir para te mandar".

Achei curioso, mas, logo que comecei a ler as afirmações, me conectei com aquilo de tal forma que não conseguia largar. Comecei a vasculhar a vida dessa mulher e procurar o que ela ensinava e dizia. Até que encontrei uma edição de um livro dela sobre amor-próprio. E comecei a ler.

Era como se um portal se abrisse diante de mim. A cada página que eu lia, a surpresa: eu ia me dando conta de que não me amava.

Eu não me amava.

Na época, ajudava mulheres com meditação e técnicas de Ho'oponopono. Porém, eu sentia que estava preenchendo meu vazio com o reconhecimento externo das pessoas que eu auxiliava, mas eu mesma não estava me beneficiando com essas técnicas.

Comecei a digerir aquilo tudo e a criar ferramentas de autoamor. Precisava ensinar amor-próprio, mas precisava também aprender sobre amor-próprio.

Aquele mantra do amor começou a ganhar força, e, através dele, uma legião de mulheres chegava a mim, embora eu ainda não tivesse coragem de assumir aquela Carmem que se desvendava ali, a cada dia.

Ao mesmo tempo, tinha ao meu lado um homem que não dava qualquer credibilidade para aquilo tudo. Tirava sarro e dizia que o que eu fazia era uma verdadeira bobagem.

Comecei a sentir um incômodo. Ele tocava em uma parte de mim que era muito preciosa. Ele caçoava da minha missão de vida. E isso me trazia uma inquietude, uma sensação de desassossego. Eu precisava mudar alguma coisa.

"Já sei. Vou repaginar o visual", pensei.

Alienada em relação ao que estava acontecendo diante de mim, percebi que precisava de uma mudança e corri para uma transformação estética. Achei que autoamor era cuidar do corpo, da aparência. Voltei para o Sul, coloquei silicone, mudei a cor do cabelo e minha forma de vestir. E quando me vi no espelho, mesmo com a carcaça diferente, o incômodo por dentro continuava o mesmo.

E o incômodo começava a gritar dentro de mim dizendo que não era hora de voltar para o Rio Grande do Norte.

Estendi o tempo fora, mas, assim que voltei, comecei a sentir uma inquietação incomum. Uma sensação no peito que doía e eu não sabia dizer o porquê. Era uma vontade de sair correndo, de deixar aquilo tudo. Mas eu não entendia o que meu corpo estava querendo dizer.

Não entendia aquele vulcão querendo entrar em erupção.

Era um descontentamento letal. Mas lento. Das críticas sutis que eu ouvia dia após dia, da repressão, daquele jeito de dizer que desaprovava minhas condutas. E assim, pouco a pouco, fui entendendo que precisava terminar.

Mas como? A dor no peito persistia. E eu fazia o exercício de me amar, me elogiar, de não esperar que ele desse o amor que eu precisava para me nutrir.

Foi em uma tarde, sentada no carro, no estacionamento do shopping, observando um homem carregando um bolo do lado de fora, doida para perguntar onde ele tinha comprado, que me vi censurando a mim mesma para não fazer o que tinha vontade porque aquilo acarretaria uma briga. Ele ia desaprovar aquela atitude de eu falar com um estranho, mesmo que fosse para perguntar onde tinha uma confeitaria na cidade.

"O que é isso?" Pensei. "Que vida é essa que não posso ser eu? Não posso ser quem eu sou!"

Comecei a chorar. Um choro leve, verdadeiro, que se tornou um soluço, uma angústia sendo colocada para fora.

"O que aconteceu?", ele perguntou assustado.

"Eu não me reconheço mais. Sou uma pessoa que não sou eu."

Para minha surpresa, ele colocou a culpa na meditação. Disse que aquilo estava me deixando louca.

"O que está me deixando louca é você, que está me matando todos os dias", soltei.

E dessa forma disse que não queria mais. Bastava daquilo.

Não demorou muito para começar a doer meu silicone, comecei a sentir dores horríveis, e a preocupação se instalou. Então decidi ir em busca de um profissional para me ajudar, mesmo já imaginando que as dores seriam psicossomáticas do estresse do final da relação. O cirurgião da cidade havia aceitado me atender no dia seguinte. E fui ver o que era aquela dor constante.

Na sala de espera, descabelada e infeliz com a minha situação, ouvi meu nome, ao levantar a cabeça, um susto. O tal do médico parecia um ator de cinema. Ele era absolutamente encantador.

Ele me examinou, pediu uns exames, e começamos a conversar sobre amenidades, quando contou que tinha voltado de viagem. "O Carnaval de Salvador, ah, esse sim era o que valia a pena viver", ele dizia. Estava cheio de energia, de vitalidade, de vida. E por isso que no retorno com o exame em mãos, alguns dias depois, eu não era a mesma Carmem que ele vira antes.

De salto alto, vestido curto, muito perfume e pouca noção, eu entrava no consultório vestida para matar. Já que não tinha nada no coração, quem sabe não era uma boa hora para um tiro fatal?

O discurso estava pronto. Contei que tinha terminado meu relacionamento e estava voltando para minha cidade. E, assim que saí do consultório, veio a mensagem: "Que tal sairmos para eu te apresentar uns lugares antes de você ir embora?".

Bingo.

Do café da tarde ao final de semana juntos.

Crente de que tinha feito a coisa certa, me libertando daquela relação que não me nutria, com um homem que me amava mas nas condições dele, entendi que estar com alguém por opção, sem esperar que a outra pessoa sentisse algo, era uma prova de amor. Uma prova de amor-próprio.

Finalmente estava amando a mim mesma. E amando a tal ponto que não precisava de reconhecimento, de pessoas dizendo o que eu podia ou não fazer. Não precisava de muletas ou de alguém do meu lado para preencher um espaço vazio ou me dar um amor que eu não tinha por mim mesma.

Descobrir o amor-próprio foi uma grande vitória pessoal.

Voltei para minha cidade natal e, na casa da minha mãe, aprendi a amar e ser amada, a receber e a doar e construí um quarto na casa dela. Estava feliz, grata por ter descoberto a mim mesma, e prometia que não ia deixar mais ninguém me desvalorizar. Que eu era merecedora de todo amor do mundo e que nunca mais iria deixar alguém tirar a minha paz.

Enquanto isso, o médico se apaixonava por mim. E quanto mais eu demonstrava que não estava me importando em ter alguém ao meu lado, que me bastava e era feliz sozinha, mais ele se aproximava. O amor-próprio parecia um afrodisíaco para ele.

Comecei a sair sozinha, a pedir vinho, a ir a restaurantes e ao cinema apreciando a minha própria companhia e sentia que aquela era uma verdadeira revolução pessoal.

Ao mesmo tempo, ele me visitava sempre que podia, pegando um voo para me encontrar e apreciar minha companhia. Eu me sentia segura, independente e com a autoestima elevada.

Via que não era a roupa, o corpo, o cabelo que atraía alguém. Era a maneira como eu me tratava. E que eu não precisava mudar para caber na vida de ninguém.

Nesse período, veio um grande teste de força, que me fez encontrar dentro de mim tudo aquilo que eu havia recebido. A Carmem que eu tinha me tornado foi posta à prova com uma notícia devastadora: minha mãe havia sido diagnosticada com câncer.

O tratamento era em uma cidade vizinha, como meus irmãos moravam longe, eu e minha irmã cuidávamos da minha mãe. E precisava reunir todas as forças para isso. Ela não tinha convênio médico, dormíamos muitas vezes no corredor do hospital, e eu entendia que era hora de cuidar de quem tinha a vida toda cuidado dos outros.

Cuidava dela, apesar do sofrimento intenso que a doença provocava, sentindo que eu precisava praticar tudo aquilo que tinha aprendido. Precisava meditar para manter a paz de espírito diante do caos. Precisava praticar Ho'oponopono para reforçar minha confiança na vida e naquele processo, por mais que eu me sentisse impotente diante dele. Precisava amar incondicionalmente a quem tinha me dado a vida e me dedicar a ela independentemente de qualquer resultado.

Os meses de tratamento foram intensos, longos como noites escuras. Mas eu tinha um farol interno. Uma luz que me guiava.

> Eu sabia que a VIDA era eterna, que estávamos aqui de *passagem*, que precisávamos HONRAR todo e qualquer *aprendizado* para que pudéssemos entender o que o DIVINO CRIADOR queria nos *ensinar*.

Agradeci a tudo aquilo. Eu estava me tornando UMA MULHER FORTE. Uma mulher que resgatava dentro de si um combustível para gerar *energia* para si e para quem estava ao redor. **Eu começava a deixar** a minha ESTRELA BRILHAR. Aquela estrela que tinha ficado apagada e ofuscada durante todo tempo. **Eu me tornava** uma FONTE DE LUZ. E, sabendo disso, *não temia mais a escuridão*.

@carmemmendes

O PODER DO AUTOAMOR

Foi o amor que mudou a minha vida.

Mas, como você pode ver agora, não foi um grande amor. Não foi um príncipe encantado que me resgatou com seu cavalo branco ou me trouxe para uma vida de sonhos.

Fui eu mesma. Sozinha, quando comecei a olhar para dentro de mim, enxergando essa mulher poderosa, cheia de luz, brilho, amor. Foi quando me aceitei, quando entendi que tinha muita força, que percebi que não precisava de alguém ao meu lado.

Eu me bastava. E quando entendemos nossa força interna, quando começamos a vibrar amor, enxergamos o nosso valor. Enxergamos aquilo que queremos que o outro valorize. Percebemos que somos capazes de dar amor, de receber amor e de amar a nós mesmas.

De nada adianta alcançar seus desejos, estar na carreira dos sonhos, ser profissionalmente feliz, se não se tratar com amor. E quando falo em amor-próprio, digo para acabar com as críticas severas que afastam você de vibrar em uma corrente de amor e prosperidade. Porque prosperidade não está relacionado apenas a dinheiro.

Desenvolver o amor-próprio e aprender a se amar. Você sabe se amar? Sabe se perdoar?

Pegue um espelho e volte aqui.

Há quanto tempo você não se olha no espelho? Já parou para se olhar verdadeiramente no espelho? Para se dar um elogio?

Se olhe no espelho, observe seus olhos, suas feições, suas qualidades e seus defeitos. Não somos perfeitas e estamos longe de ser. Somos mulheres tentando conquistar nossa felicidade e nosso espaço. Aprenda a se amar. Se olhe no espelho, mesmo que doa. Pratique esse exercício.

Se olhe no espelho neste momento e diga para você mesma "Eu me amo, eu amo você".

Tenho certeza de que esse processo vai acontecer de forma tranquila e amorosa nos dias que virão. Você vai usar ferramentas poderosas e aprender a se amar. Aprender o conceito mais elevado do amor-próprio.

Quero te contar algo sobre o exercício do espelho. A primeira vez que me olhei no espelho foi muito difícil me aceitar. Vi a Carmem insegura, ciumenta e visualizei meus defeitos. Precisei aprender a me amar, a ver meus defeitos. Depois que vivenciei e persisti, porque tudo é persistência, entendi que eu precisava dar uma chance para mim. Precisava persistir no amor.

Quantas mulheres que você conhece se amam?

Aquela Carmem que estava em um relacionamento falido, sem receber sequer amor do primeiro marido, não se amava.

Aquela Carmem que se achava curada, mas que estava em uma relação para ser amada, também não se amava.

Para receber amor, temos que tê-lo dentro da gente. Somos uma semente, uma sementeira de amor que pode multiplicar o que temos em nosso interior. Pode parecer difícil, principalmente quando nos vemos em relações que nos nutrem, porque sugamos do outro aquilo que não produzimos. Mas pense bem: você prefere ter a sua própria horta ou depender da horta do vizinho para sobreviver?

Temos como produzir o nosso amor. E a força que nasce a partir de então é algo difícil de se explicar, porque, a partir daí, é como se as relações se transformassem completamente. Você não se contenta mais com pouco. Não quer mais saber de pessoas que te castram emocionalmente ou de relações de trabalho que sugam sua energia, pelo contrário, você está ali para ser reconhecida. Você se torna apaixonada por aquilo que é.

Já trilhei esse caminho que você está percorrendo agora, o caminho de aprender a se amar e se conhecer verdadeiramente. Quero te guiar a praticar o Ho'oponopono, fazer meditação, inundar seu consciente, seu subconsciente, sua alma, suas células, seu corpo energético, suas crenças do amor incondicional da Fonte da Criação.

A força que nasce a partir do amor é transformadora. E a sua luz volta a iluminar primeiramente você, para depois servir de farol que guia o caminho dos demais.

Ilumine através do amor.

Mas como aprender que você é a única pessoa que pode se dar amor em primeiro lugar?

Quando você se trata com carinho e gentileza, você dá a si mesma o que dará às outras pessoas. Dar amor e não se criticar é uma frase central que utilizo com minhas alunas. E essa frase mudou a minha vida. Porque foi através dela que notei o quanto precisava me amar. Que entendi que sempre procurava desesperadamente ser amada. E não tinha um pingo de amor por mim.

Trate-se com amor e não se critique. Pense com carinho nessa frase e a utilize sempre que necessário.

A autocrítica é prejudicial, e a primeira coisa que precisamos ter clareza é que, se surgir algum tipo de crítica, precisamos de uma ferramenta que limpe a energia negativa para que estejamos bem.

Você aprendeu a frase "se trate com amor e não se critique" e aprendeu também que pode ser sua melhor amiga. O que você cultivar, você vai ter para dar, e quem não se ama vive relacionamentos prejudiciais. Percebeu como a minha própria história ilustra bem isso?

Se você é uma pessoa que costuma se criticar, vai encontrar um parceiro que te critique e, dessa forma, os relacionamentos acabam ficando muito ruins. Se você é descompromissada consigo mesma, vai encontrar pessoas que não se comprometem com você.

Praticar amor-próprio é importante, e eu vou ensinar você como ele pode ser praticado em todas as áreas da sua vida. É quando nos amamos, nos tratamos com carinho e respeito e somos transformadas por esse amor. É importante que isso fique claro para você. Trate-se com amor e não se critique.

"Mas, Carmem, como não me criticar? Eu sou um poço de mágoas, erros, tenho ressentimento pelas pessoas..."

Pois é: a verdade é que tudo começou lá atrás com o nosso mantra "sinto muito". O perdão é que vai te deixar apta ao amor. Sem perdoar a si mesma e sem fazer uma varredura no lixo emocional, fica difícil encontrar o amor-próprio, porque vira e mexe surgirão sentimentos antagônicos.

Você vai tentar fugir disso, mas, sem curar a criança interior, vai continuar se achando indigna de receber amor, sentindo que não merece coisas boas, e vai se surpreender quando alguém se interessar por você. E pior: muitas mulheres não acreditam que podem ser amadas do jeito que são. Elas acreditam que só serão amadas se estiverem de acordo com aquilo que o parceiro deseja delas.

Esse descrédito, que muitas vezes cultivamos por nós mesmas, é uma falta de amor-próprio, porque mantemos um relacionamento ruim acreditando que ninguém mais vai nos querer. Como se o outro estivesse fazendo um favor de estar ao nosso lado.

A falta de amor-próprio também deixa muitas mulheres sentindo que a vida não faz sentido. E sabe o porquê? É porque tudo perde a graça ao redor delas. As atividades, as relações.

Você deve estar se perguntando como fazer para limpar tudo isso, e a resposta é simples: aplique as quatro frases. Encha sua vida de amor, perdoe-se e entenda que vivemos para sermos felizes no planeta.

Mas como encontrar a paz na confusão? Quando tudo parece ruir ao seu redor, descubra a força que está dentro de você e deixe que ela te guie nos piores momentos. Assim, você limpa todos os ruídos, o barulho de fora e percebe uma nova conexão consigo.

Curiosamente, quando comecei a trabalhar com meditação, Ho'oponopono e afirmações positivas, o universo me apresentou uma série de dificuldades, como se aquilo tudo fosse um grande teste para saber: "você está apta a ensinar sobre isso? Então vamos testar sua resiliência e força a partir de agora".

E a batalha final foi durante a doença da minha mãe, quando, mesmo percebendo que não havia possibilidade, eu precisava manter a serenidade e a paz interior.

O universo vai apresentando situações para saber se vamos reagir ou se vamos limpar a negatividade, e como eu precisava praticar o que ensinava, observava a mim mesma atentamente para entender se conseguia seguir adiante.

Decidi, a partir do contato intenso com a dor e com o sofrimento, que eu não seria mais uma pessoa reativa. Seria alguém tranquila, que me conectaria com o Divino, limparia o negativo e transmutaria tudo que houvesse de obstáculo em minha vida.

"EU TE AMO": UMA PODEROSA FERRAMENTA DE LIMPEZA

A frase "eu te amo", dentro da filosofia do Ho'oponopono, é enviada a Deus, a nós mesmas e às memórias de dor.

Também é por amor e unicamente por amor que podemos transmutar qualquer sombra em luz. Dessa maneira, falar "sinto muito, me perdoa" faz você abrir o coração. E quando usamos o "eu te amo", permitimos que a luz divina entre em nós e transmute as emoções e os pensamentos negativos ligados às memórias de dor.

Uma vez que as energias são transmutadas, sentimos uma paz interior e somos inspiradas pelo Divino presente em nosso interior.

Leia em voz alta:

"Amo a vida, o meio que me cerca,
as pessoas ao meu redor,
minhas memórias erradas,
sem esquecer de mim mesma".

De nada adianta

alcançar seus desejos,

estar na carreira

dos SONHOS, ser

profissionalmente *feliz*,

se não se tratar

com AMOR.

@carmemmendes

DE DENTRO PARA FORA

Sempre que escrevo, medito e peço orientação divina para que algo possa fluir de dentro para fora. E uma das coisas que mais atrapalham o processo de deixar fluir é a falta de confiança gerada pela ansiedade que temos em antecipar o futuro.

Hoje sei que a ansiedade pode ser tratada com meditação. Mas é olhando para dentro que encontramos as respostas, e esse é o tratamento mais eficaz que pode existir contra ansiedade.

Existem médicos e psiquiatras que advogam a favor da meditação como poderoso aliado para o equilíbrio interno. E entendo que meditar é o primeiro passo quando estamos no caminho do autoconhecimento. Porque silenciar a mente é preciso. Conectar-se com a sua fonte interior é imprescindível, e, de uma forma bem simples, quem vive no futuro está desconectado do presente.

Eu já fui essa pessoa: que fechava os olhos e não conseguia ter paz, que tinha a respiração acelerada porque vivia no futuro, cheia de preocupações com o que ia acontecer. Mas foi com o poder do agora que entendi que não adianta antecipar o dia de amanhã.

Quando estive lado a lado com a minha mãe, participando da luta dela contra o câncer, vivi momentos de instabilidade e insegurança que não desejo para ninguém. Ao longo do tratamento, me deparei com cenas fortes que me desestabilizaram. Então, a única alternativa era buscar conforto interno. Olhar para dentro e encontrar a paz que eu ensinava que existia no caos.

Foi assim que enfrentei o pior momento da minha vida. Olhando para dentro e buscando meus recursos internos.

O poder que encontramos quando acessamos a nossa força interior é mágico. Passamos a acreditar e confiar na vida, a entender que tudo que vem para nós, vem por algum motivo. E nós temos capacidade para enfrentar tudo que vivenciamos aqui. Jesus ensinou isso, Buda ensinou que o sofrimento é a melhor forma de evoluir e crescer.

Crescer com a dor é doloroso. O medo de perder minha mãe me atormentava por noites inteiras. Mas entendia que não tinha como mudar aquela situação. Então, precisava passar por ela da melhor forma possível.

Minhas alunas viam a minha batalha e perguntavam: "De onde você tira essa força?". E eu respondia: "Olhando para dentro, resgatando minha força interna para me conectar com o Divino, resgatando minha força e vontade de viver".

Se você está enfrentando um período de depressão é porque tem muitas memórias de dor com você. A depressão faz você ver situações de dor que vivenciou e não conseguiu superar. Ter depressão é perder o apetite pela vida. Perder a vontade de viver.

No período que tive depressão, só não tentei suicídio porque sempre fui muito ligada ao Divino Criador, mas não aguentava mais sofrer. Era muita dor. Era um peso e uma angústia muito fortes, e não conseguia entender a origem daquele vazio.

Não desista. Não sei qual é seu estágio de dor, mas não abandone a sua força interna. Não tenha medo de encarar. Se chegou até aqui é porque aí dentro tem força. Resgate essa força interna e não desista de quem você nasceu para ser. A depressão não pode ser mais forte que você.

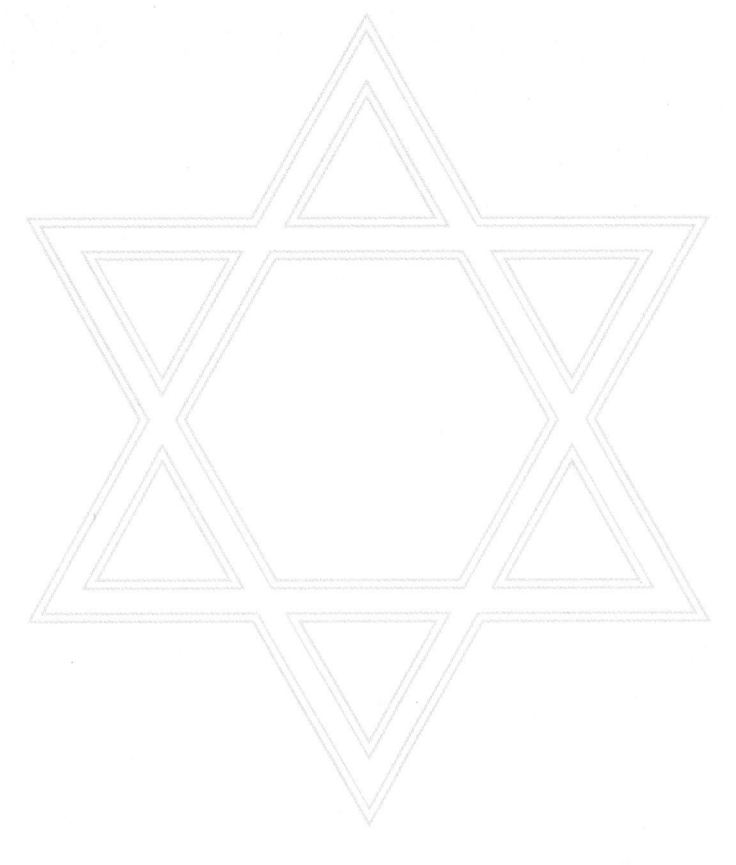

ESCOLHA COM O CORAÇÃO

Em certos momentos, nos deparamos com escolhas que temos que fazer. E muitas vezes a pergunta que nos ronda é: "Qual é a escolha correta no momento para meu processo evolutivo?".

Muitas vezes ficamos numa briga entre nossa razão e nosso coração. E aí, o que fazemos? Começamos a consultar pessoas.

No momento da bifurcação, sabe qual sentimento surge em você? O medo.

Medo de não conseguir e de fazer a escolha errada. O medo que você sente é a escolha que você quer fazer. Temos medo de falhar porque queremos ser perfeitas.

Mas eu quero te dizer uma coisa: você não é perfeita. Está tudo bem errar. É permitido errar. Eu já errei centenas de vezes e vou continuar errando, porque a vida é um eterno aprendizado. Não somos perfeitas. Mas, se você precisa de um caminho para sua vida, você vai conseguir.

Quando precisei terminar meu casamento, foi muito difícil sair de uma relação aceitavelmente perfeita. Uma relação na qual eu não era feliz. Vivia um momento frustrado na minha vida, estava triste, apática e sem entender por que não conseguia ser feliz.

Hoje não me demoro onde não sou feliz.

Viemos ao planeta Terra para sermos felizes e escolhermos caminhos que nos ofereçam felicidade.

Agora, a pergunta que quero que paute a sua vida para que você faça escolhas com amor é a seguinte: "Onde está sua felicidade?".

Não tenha medo de arriscar. A primeira regra para aprender a escolher é ouvir seu coração. O coração é o único órgão que não tem câncer porque ele conecta você a tudo o que é. Você é luz, nós viemos da fonte. O seu coração é onde estão suas emoções mais genuínas.

Quando sua razão começa a dizer que você precisa estar em um lugar e seu coração em outro, qual deles ouvir?

Ter equilíbrio é unir essas duas energias. Uma pessoa só consegue paz quando está vibrando em equilíbrio. Se você está em guerra entre razão e emoção, você não está conseguindo ter paz.

Quando precisava escolher se ficava ou partia, tinha medo. Minha razão dizia que eu estava segura e era mais confortável, mas meu coração dizia: "Não dá mais". Cada vez mais me via tendo que escolher entre um caminho e outro. Para me dedicar ao método que criei, foi difícil deixar o ciclo do Direito. Agradecer e ver que tinha acabado o ciclo. Tive que fazer uma escolha e encerrar uma profissão que dava certo para me dedicar exclusivamente ao que faço hoje.

Mas agora sei que esse caminho é sim possível. As escolhas transformam nossas vidas, e a escolha do nosso coração é sempre a mais sábia.

E o que o Ho'oponopono tem a ver com as escolhas da sua vida? Ele limpa e desbloqueia o que está travando seu caminho e impedindo você de viver de forma abundante e feliz.

Quando a vida nos coloca em uma bifurcação, você tem que optar por um caminho e precisa renunciar ao outro, mas muitas vezes abrir mão dói. Por isso convido você a aprender comigo a fazer escolhas baseadas na corrente do amor, e não na corrente do medo.

Coloque a sua coragem para fora e enfrente o medo. É difícil fazer isso, e tudo requer tempo.

Escolhas pautam a sua vida e te levam para o que você quer viver. Faça escolhas que vão te levar a um caminho de abundância.

Mas de que forma? Como fazer escolhas de amor se só sinto medo e angústia?

A resposta é: tenha mansidão.

Quando praticamos o Ho'oponopono, tiramos a mente de cena, e a Divindade passa a agir na nossa vida. Você limpa a situação desconfortável, a Divindade traz a energia do amor, e você toma decisões conscientes baseadas na tranquilidade, na abundância, na prosperidade e na corrente do amor.

AME-SE: O PODER DE DIZER *NÃO*

Você tem dito *não* para seu passado? Você quer mudar, não quer mais ser essa pessoa que é, não quer mais estar nessa relação? Já começou a questionar a si mesma o que te incomoda dentro de você?

A pergunta-chave para saber como anda seu processo de amor-próprio é a seguinte: quantos *nãos* você tem dito?

Uma das coisas mais importantes da vida é saber dizer *não* para aquilo que não combina mais com você.

Por isso te convido a olhar para a vida que tem hoje e me responder: por que você decidiu ler este livro?

Meu propósito ao escrever sobre o perdão, o amor e a gratidão foi fazer com que cada mulher, tocada com a minha história, entenda como pode acender dentro de si uma luz que vai iluminar seu próprio caminho e o de outras pessoas.

Quando você reconhece sua força, você se torna imbatível, mas, para isso, é necessário olhar para dentro. Existe um caminho que vai levar você a se sentir **próspera, segura e feliz.**

Um dia fui essa mulher triste e que não acreditava em nada. Não tinha dinheiro para nada porque as contas tinham sido cortadas. E o que entendi? Que precisava aprender a dizer *não*.

Hoje identifico algumas causas pelas quais as pessoas não conseguem dizer *não*:

Você não consegue dizer *não* porque deseja ser amada.

Porque quer agradar a todos o tempo todo.

Porque não quer chatear os outros.

Porque tem medo de ser egoísta.

O que você suporta e não suporta no relacionamento? Como é para você dizer *não* para o seu parceiro ou parceira? Você aceita tudo o que ele faz ou consegue dizer *não*?

A síndrome da boazinha faz muitas de nós sermos mulheres fracas e sem brilho, que reagem ao mundo exterior e não guiam as próprias vidas.

Vou dar um exemplo: você tem um vestido pelo qual é apaixonada. Ele custou caro, fica lindo em você, e uma amiga pede emprestado. Você não se sente confortável em emprestar, gosta e cuida dele, sabe que ela costuma manchar as roupas ou não devolver o que pede. E aí você fica em um impasse: empresto o vestido e fico descontente e contrariada ou não empresto e perco a amizade?

E você diz *sim*. Sim, porque sente que precisa emprestar, senão corre o risco de perder a amizade.

Mas quer saber de uma coisa? Amigos de verdade não se melindram porque você não emprestou um vestido.

A boazinha diz *sim* e sofre.

Quando você diz *sim* querendo dizer *não*, você está dizendo *sim* para o outro e *não* para você. Sim para ela e não para você. E se você não se respeita e nem respeita suas vontades, você não sabe respeitar o outro. Se você está dizendo *sim* querendo dizer *não*, você não se respeita. Você não se ama e não ama nem a sua amiga.

O que é melhor? Dizer *sim* para você e *não* para ela. Dessa forma você dá amor para você e amor para ela.

"Ho'oponopono se ela ficar chateada, porque eu vou cuidar de mim."

Eu não tenho mais medo de ser rejeitada porque eu vou dar amor a mim.

Esse tipo de situação está totalmente ligado à autoestima e ao amor-próprio. Alguém te pede alguma coisa, e você diz *sim*. Mas quer dizer *não*.

Eu já fui a boazinha com síndrome da boazinha, monga, bobinha. Queria ser amada. Tinha uma criança interior machucada e queria agradar todo mundo. Tinha uma carência gigante, um buraco enorme no meu coração. Agora atendo a Carmem em primeiro lugar.

★ Uma história real: *Perdoar Amar Agradecer* ★

Quem é a pessoa mais importante do mundo para você?

Hoje, para mim, é a Carmem. Eu sou cristã e tenho o DNA do cristianismo dentro de mim. A Bíblia diz: "Ame o teu próximo como a ti mesmo". Quem ensinou a gente a se amar? Sua mãe explicou como desenvolver amor-próprio?

Duvido que você tenha aprendido a ser autoconfiante. Ninguém nos ensina isso.

Quantas mulheres casadas fazem sexo com o marido sem vontade? Não sabem dizer *não* porque querem agradar.

Quem te ensinou isso não ensinou a respeitar seus limites. A gente quer agradar todo mundo para se sentir amada. Mas não tenha medo de não ser amada.

"SE NÃO GOSTA DE MIM, HO'OPONOPONO PARA VOCÊ."

@carmemmendes

EXERCÍCIOS DE AMOR-PRÓPRIO

Hoje, como você define sua relação de amor com você mesma?
_____
_____

Você acredita que se relaciona amorosamente com as pessoas ao seu redor?
_____
_____

Em que pontos de sua vida identifica que falta amor?
_____
_____

Você se deixa ser amada?
_____
_____

Você exige amor?
_____
_____

Você entende que deve ser grata por estar em uma relação (de amizade ou amorosa) na qual o outro te ama?
_____
_____

★ Uma história real: *Perdoar Amar Agradecer* ★

Você se relaciona bem consigo mesma? Que programas faz sozinha?

_____

_____

Você aprecia sua própria companhia?

_____

_____

Leia em voz alta as seguintes afirmações positivas:

Eu sei como me amar verdadeiramente.

Eu me respeito e sei qual a sensação de ser respeitada por todos.

Reconheço meu poder e sei como agir em todas as situações de forma positiva.

Eu sei o conceito mais elevado do que é o amor-próprio.

Eu reconheço a sensação de me amar e me respeitar verdadeiramente.

Amar os outros é fácil quando me amo e me aceito.

Sei como expressar amor por mim mesma.

DIÁRIO DE BORDO PARA O CICLO DO AMOR-PRÓPRIO

Exercício do espelho

Há muitas maneiras de praticar o exercício do espelho. A primeira coisa que gosto de fazer de manhã é me olhar no espelho e dizer: "Eu te amo". Às vezes também gosto de me perguntar: "O que posso fazer hoje para a sua felicidade? Como posso deixar você feliz hoje?".

Alguma vez você já se perguntou isso de manhã, logo ao acordar? Preste atenção à resposta que vem à sua cabeça e siga a mensagem... se vier algo negativo, limpe praticando o mantra do Ho'oponopono.

Pode ser que no início não venha resposta alguma, porque você não tem o hábito de se tratar com carinho e cuidado, mas, aos poucos, a resposta começará a acontecer. Outra forma é, toda vez que vir sua imagem refletida em um espelho, dizer a frase "eu te amo" olhando dentro dos seus olhos. Ame-se!

Bônus: *no QR Code presente na p. 228 deste livro, acesse a meditação guiada do amor-próprio.*

PARTE 3: REALIZAR

Foi em uma tarde de caos, daquelas com minha mãe em casa vomitando devido aos efeitos colaterais da quimioterapia, que olhei para meu projeto profissional. Não sabia com o que estava insatisfeita. Se era reflexo daquela situação caótica de saúde que enfrentávamos ou se o projeto de trabalho estava desajustado mesmo.

Precisava investir no digital para ampliar horizontes e ter mais resultados. Preferi olhar para o que eu podia cuidar e foquei no profissional naquele dia, sem declinar dos cuidados com minha mãe.

Sentei-me, comecei a meditar e fiquei buscando as respostas do que poderia fazer para virar a chave. Os atendimentos eram importantes e estavam indo bem, mas eu estava infeliz porque não conseguia chegar a mais pessoas por meio dos cursos de meditação e Ho'oponopono. Sabia o quanto as práticas milenares de autocura eram ferramentas poderosas para ajudar a enfrentar estágios difíceis da vida. E eu só conseguia me manter de pé naquele momento porque aplicava tudo que ensinava.

Comecei a adicionar pessoas do marketing digital com o intuito de encontrar alguém que pudesse me dar uma mentoria para o meu negócio. De fato, não entendia muito sobre esse assunto, mas, pelo que já havia lido e ouvido, esse era o caminho se quisesse que minha voz chegasse a mais mulheres. Decidi buscar um mentor, e foi então que cheguei ao perfil do Juliano Torriani.

Ele parecia um profissional competente, era direto, trazia muita informação, tinha muita bagagem no marketing e mentorava diversos projetos na área digital. Passei semanas consumindo os conteúdos gratuitos que ele fornecia nas suas redes sociais e comecei a assimilar aquilo tudo. Até que um dia, em um de seus stories, ele respondeu à pergunta de uma seguidora. Ela questionava:

"Você pratica meditação?"

Ele respondeu que não, mas que tinha interesse em aprender.

Senti um desejo de falar do meu trabalho para ele e, em um impulso, respondi aquele story explicando meu trabalho e as práticas de meditação que poderiam auxiliá-lo.

Ele respondeu semanas depois, me fez algumas perguntas sobre se haveria meditação para empresários, e eu respondi que sim, que uma das técnicas de meditação que ensino nos meus treinamentos é destinada àqueles profissionais que buscam alta performance.

Expliquei o que estava fazendo e perguntei se ele poderia mentorar meu projeto digital.

Muito educado, ele passou uma aplicação para eu preencher, o que me daria a possibilidade de ingressar em uma de suas mentorias. Só que o investimento para participar da mentoria era algo que estava além das minhas capacidades naquele momento, e decidi não realizar. Mesmo assim, sabia que ele era um profissional qualificado e capaz de triplicar meus resultados. Entendia que a mentoria seria uma meta a ser alcançada.

O tempo foi passando, e eu continuei a acompanhar o trabalho dele. Confesso que o marketing nunca foi algo do meu interesse, mas gostava de ouvi-lo explicar de maneira tão clara e fácil aqueles assuntos que pareciam tão complexos.

Quando encontrava algo sobre meditação para empresários, compartilhava com ele, até que, em uma oportunidade, ofereci meu treinamento de meditação e expliquei que, em poucas aulas, ele conseguiria trazer a prática para sua rotina diária. Ele aceitou fazer uma aula para conhecer mais sobre meditação, e marcamos de tomar um café para eu apresentar o curso a ele.

Quando chegou o dia do nosso café, saí de casa para dar um curso de meditação presencial, como já havia feito diversas vezes. Mas, assim que o encontrei, minha intuição deu um sinal de alerta. Nossos olhos se cruzaram: era um verdadeiro reencontro de almas. Fiquei sem conseguir articular. Compreendi naquele momento que era o destino agindo, em segundos um filme rodou em minha tela mental.

Será que era possível eu ter concretizado um sonho? Ter encontrado uma pessoa exatamente do jeito que queria? Como aquilo podia ter acontecido daquela forma inusitada? Eu só queria um mentor para me ajudar com meus projetos e me deparava com o homem com o qual tinha sonhado a vida toda.

A força do universo era poderosa. Eu estava diante do homem que desejava ter ao meu lado. Meu coração disparou, a garganta ficou seca, as borboletas invadiram meu estômago.

"O que está acontecendo comigo?"

Tentei disfarçar, mas não conseguia ser natural. Falei descontroladamente como uma adolescente, tentando evitar olhá-lo nos olhos. Onde estava aquela professora de meditação centrada? Não consegui apresentar o curso de forma clara e espontânea, estava toda estranha e nem eu me reconhecia. Perguntava a mim mesma como tinha me metido naquela situação. E quando fomos nos despedir, me desculpei.

> "NÃO ESTOU SENDO EU, ME DESCULPE.
> NÃO SEI O QUE ESTÁ ACONTECENDO."

Ficamos nos encarando por alguns segundos, e, em uma frase curta, mas que parecia a eternidade em palavras, ele disse que estava com a mesma sensação. A reciprocidade me deixou ainda mais confusa, porque em nenhum momento ele havia demonstrado qualquer interesse, pelo contrário, foi muito sério e só fez perguntas sobre o curso.

Tentei tirar aquele encontro da cabeça e focar na realidade que se apresentava na minha frente. Em vão.

O que eu podia fazer a respeito?

Meditei. Pedi sinais. Pedi que a vida me ajudasse a entender meus sentimentos.

Nos dias que se seguiram, o Juliano e eu trocamos mensagens sobre meu projeto, e senti que ele estava disposto, de alguma forma, a me ajudar. Então marcamos uma nova conversa e, dessa vez, eu não tinha como me enganar. Sentia a sensação como se fosse uma adolescente.

Ele me instruiu sobre meu projeto, conversamos bastante e, ao voltar para casa, só sabia de uma coisa: **estava apaixonada.**

E o universo é certeiro quando estamos de corpo e alma envolvidos com nossa existência. O universo responde a absolutamente todos os nossos passos, como se, o tempo todo, nos premiasse por nossa coragem.

E o Juliano, ah, ele também era comprometido com a felicidade. E não deixou que esfriasse. Aos pouquinhos foi se fazendo presente até invadir minha vida por completo. Desde que nossos olhos se cruzaram pela primeira vez até o dia em que finalmente nos beijamos, tive certeza de que ficaríamos juntos.

Nos encontramos com tanta paixão que aquele momento se tornou uma certeza de que daria certo. E foi nesse momento que passei a acreditar em alma gêmea, em ser possível e fácil atrair um relacionamento de verdade, em que existe, de ambas as partes, a mesma intensidade de amar.

Só o amor é real, e sim, é possível neste tempo e nesta existência viver esse amor.

Conhecer o Juliano me fez entender o porquê de as outras relações não terem dado certo. Entendi que é preciso estarmos nos amando e felizes conosco para conquistarmos um amor de verdade.

AFINAL, ESTAR EM UM
RELACIONAMENTO FELIZ
SÓ DEPENDE DE NÓS.

Você não consegue dizer *não*

porque deseja

SER AMADA.

Porque quer agradar

a todos o tempo todo.

Porque não quer

chatear os outros.

Porque tem medo

de ser egoísta.

@carmemmendes

TRANSFORMANDO SONHOS EM REALIDADE

Quais são seus sonhos? E em quais sonhos você deixou de acreditar? Qual a meta que você nunca alcança? O que está aí dentro de você vibrando e querendo se manifestar em sua vida?

Hoje é o dia de voltar a sonhar. Você precisa se tornar uma manifestadora dos seus sonhos.

Você precisa acionar sua varinha de condão e entender que sonhos existem para serem realizados. E realizar nada mais é que ativar sua força, sua natureza vulcânica e explosiva que te faz agir, ativar seus sentidos, sua intuição. Afinal, o que nos faz realizar nossos sonhos, nossas metas e nossos passos são as ações. E as ações se dão em momentos muito sutis: estamos agindo até mesmo quando mandamos mensagens privadas em uma rede social. E eu que achava que estava agindo apenas em consonância com meu trabalho, estava agindo com o coração.

O coração é um órgão poderoso, que sabe o que faz, que intui, que sente, que joga a gente no mundo e diz o caminho certo a ser seguido. **Quem age com o coração está na força mais poderosa do planeta.** Por isso eu ajo sempre com ele. E até mesmo em um encontro de trabalho, percebi que era o coração que tinha me levado até ali. Era o coração que tinha me encaminhado para o que eu precisava. O Juliano era a resposta que eu tinha pedido. E não digo que existam pessoas que possam ser a nossa salvação. Ninguém salva ninguém, e não existe príncipe encantado na história.

A verdade é que a gente percebe que é possível ser maior. Que dá para sonhar junto, crescer junto, fazer a vida acontecer. E não há nada mais poderoso para multiplicar a abundância do que duas mentes e dois corações que se conectam um ao outro. O conceito da Mente Mestra, ensinado por Napoleon Hill, diz muito sobre isso, sobre o poder que uma união de duas ou mais forças pode ter em nossa vida.

E o Juliano foi a manifestação de tudo que eu queria. Realizei o sonho de encontrar o homem com quem eu formaria uma família. Um homem que me dá segurança, sem limitar minha liberdade. Que me traz impulso, coragem, admiração, alegria, e me faz entender que existe uma força poderosa chamada amor, que fica ainda maior quando dividida. Quando ela existe de verdade, ninguém escapa dela.

Estar diante do homem que fazia meu coração saltar do peito e que me olhava de uma maneira como eu nunca tinha sido olhada era como nascer outra vez. Eu sabia que poderia ser feliz.

Ele era o encontro que estava fadado a acontecer em meu destino. E que bom que estava aberta para que aquilo acontecesse naquele momento em minha vida.

Tudo isso me leva a concluir que realizar é nosso dom natural. É a ação que possibilita criar alguma coisa no mundo físico. A palavra cocriar vem da física quântica, que significa criar com Deus.

Para isso é preciso entender que pensamentos e sentimentos criam sua realidade. Muitas pessoas acreditam que basta pensar positivo para chegar aonde querem, mas a verdade é que o sentimento equivale a 95% nessa balança; e o pensamento, a apenas 5%. Ou seja: pensar positivo é bom, mas se o seu sentimento não estiver alinhado com seus pensamentos, de nada adianta, e você fica no mesmo lugar. Isso não muda a sua vida.

Existem muitas pessoas positivas. Já reparou quantas pessoas pensam positivo e a vida delas não muda?

Para sentir é preciso tirar o lixo de dentro de você e depois transformar essa emoção negativa para criar uma realidade positiva. É necessário que tenhamos cuidado com as nossas emoções. Por isso, comece olhando para a sua energia, que é a soma do seu emocional, mental e espiritual. Você precisa estar com corpo, mente e espírito alinhados, justamente porque somos a junção dessas três partes.

Para que eu possa realizar tudo aquilo que quero, essas três partes precisam estar alinhadas. É preciso pensar, sentir e agir. Ou seja, sem atitude, não existe transformação nem manifestação dos desejos. Você precisa sentir, visualizar, acreditar e ser grata e, dessa forma, agir para isso acontecer.

Existe um versículo bíblico que diz: "Faz por onde que eu te ajudo". Deus nos traz essa mensagem. Não adianta pensar, sentir, visualizar e ficar esperando que aconteça alguma coisa.

Vamos a um exemplo para encontrar a sua alma gêmea. Vamos supor que você queira muito encontrar uma pessoa para compartilhar este momento da sua vida. A primeira coisa que se pensa é: "Ah, vai aparecer alguém legal". Mas aí você visualiza as características de quem você quer, imaginando e idealizando essa pessoa, mas fica presa dentro de casa esperando que o príncipe encantado bata à sua porta e te convide para jantar.

Você precisa ter atitude para concretizar seus sonhos e metas.

A vida em abundância é cheia de tudo aquilo que você quer. Cheia de amor, de perdão, e uma mulher estrela sabe limpar dores do passado, sabe se amar, sabe equilibrar suas energias. Por isso mesmo você precisa compreender que, para ter abundância, é preciso entender que você pode realizar tudo que quer na sua vida.

Às vezes brinco que a vida não é um moranguinho. Muitas vezes acontecem situações que nos travam, que são amargas, que são difíceis, mas devemos continuar. E por isso quero que você faça todos os exercícios, as meditações e o Ho'oponopono para limpar toda a sujeira que está aí dentro. E depois de toda a limpeza que fez nos capítulos anteriores, será capaz de materializar a vida que sempre sonhou.

A vida de uma mulher estrela é uma vida de manifestação. Uma vida de prosperidade, abundância, ao lado de sua alma gêmea (se assim ela desejar), com amor, com realizações.

Tenho o maior orgulho da minha origem, vim de uma família com poucas condições financeiras. Não tenho problema com isso, mas não quero reproduzir esse modelo. Por isso, eu mudei a minha história. Fui a primeira mulher a me formar na minha família. Até então nem homens nem mulheres haviam se formado. Esse foi o primeiro paradigma a ser quebrado. Ou seja, não repeti a mesma história. Honro a minha família, mas não quero vibrar na escassez. E não quero fingir que a história não existe. É permitido ser diferente. É seguro ser diferente. Deve ser leve ser diferente de seus pais.

Mas como saí de um estágio de escassez financeira e passei a ter o meu dinheiro, a minha carreira e a minha evolução?

A verdade é que eliminei tudo que impedia a minha prosperidade de acontecer. Muitas vezes estamos cheias de crenças relacionadas a dinheiro. Acreditamos que quem nasce pobre morre pobre, que quem é rico é uma pessoa ruim, mas isso faz parte dos bloqueios.

Aliás, você sabia que existem bloqueios inconscientes que impedem que tenhamos realizações? São bloqueios que ficam ali, como se esburacassem nossa estrada na condução até nossos sonhos. E nem percebemos que estão agindo o tempo todo contra nós.

Isso é muito importante porque, assim que retirar esses bloqueios da sua vida, você vai conseguir vibrar na frequência do amor, concretizar as suas metas e de fato entender que esses bloqueios são os grandes obstáculos que te impedem de ter a vida que você quer viver.

Tente enxergar qual bloqueio você está vivenciando neste momento. Qual deles você precisa trabalhar em sua vida?

Fiz uma lista de alguns que você precisa observar diariamente, pois é a consciência que te deixa presente para tudo. É um exercício de auto-observação constante.

ARREPENDIMENTO

Você já deve ter se arrependido de algo. Fica ali remoendo as coisas e não tem mais espaço mental para nada – e muito menos energia. O pior é que, quando você acha que poderia ter feito algo diferente, acontece uma coisa terrível: fica ali se julgando e chicoteando a si mesma, como se dissesse repetidamente: "Minha escolha e minha atitude foram terríveis".

Todo mundo já se arrependeu de algo, mas será que temos que ser tão cruéis com nosso passado? Se tomamos decisões que depois se mostraram equivocadas, precisamos ficar atormentando nossa cabeça constantemente?

Errar faz parte da nossa história. Para seguir na vida, é preciso limpar o caminho. E se já varremos a escuridão, precisamos dissipar essas nuvens que insistem em empacar nossa estrada. Portanto, saia desse *looping* infinito e pare de remoer questões do passado. O que passou, passou.

Ficar ligada a decisões do passado deixa você incapaz de voar em direção ao futuro. Observe a si mesma hoje, perceba se existem situações que te trazem arrependimento e sinta como elas interferem na sua vida criando um obstáculo que não te permite avançar em direção à vida que você quer construir para si.

RESSENTIMENTOS

Todos os dias, vejo mulheres ressentidas com questões do passado ou com pessoas que fizeram algo para elas. Presas em um vínculo destrutivo.

Quando nos ressentimos, estamos nos sentindo novamente, e, cada vez que ficamos ressentidas, estamos dando força ao que aconteceu para nós, saindo do protagonismo e entrando em uma situação de vítima, como se algo ou alguém tivesse o poder de nos prejudicar.

Ressentimentos são criações nossas que dão forças ao que acontece lá fora. E sentir infinitas vezes a mesma emoção que pode ter nos ferido, nos destrói. Se você tem o poder de criar sua realidade por meio de seus pensamentos e sentimentos, está na hora de ter um autocontrole sobre o que está emitindo, desejando, sentindo e percebendo, eliminando completamente aquela lembrança, substituindo-a por alguma afirmação positiva ou sensação que crie algo.

Ressentimentos são como pedras no nosso caminho. E pedras que nós mesmas colocamos e não percebemos que temos como tirar no momento que decidirmos.

COBIÇA

Em algum momento da sua vida você provavelmente olhou para algo que era do outro e quis ter igual. Não percebeu que estava cobiçando algo que não era seu. E ficou ali remoendo dentro de você: "Ah, mas por que fulana tem isso e eu não?". Pode ser um relacionamento, um carro, uma casa, um trabalho. Seja o que for, se você sentiu esse olhar, perceba que seu foco está no que é do outro. E quando focamos no que é do outro, desejando aquilo, estamos perdendo a oportunidade de olhar para nós.

Muita gente esquece de criar oportunidades em seu caminho e fica sempre olhando no retrovisor da vida, ou para o lado. Achando que a grama do vizinho é mais verde, mais bonita. E não percebe que o tempo e a energia gastos naquilo fazem com que você se coloque em uma posição inferior, fazem com que você não se dê o devido valor, não perceba que cada um constrói a própria história e o destino com os recursos que tem.

Olhe para a sua grama. Observe como está cuidando dela. E a vida de bênçãos e milagres, abundância e prosperidade pode surgir através desse movimento, de agradecer e observar o que está à sua disposição, ao invés de ficar sempre olhando e mirando na direção do outro.

Lembre-se que o foco é o seu desenvolvimento – e cada um tem um passo, um ritmo, um caminho a percorrer. Respeite o seu, entenda o seu momento. Pare de achar que as coisas só dão certo para a sua amiga. Ela tem as aflições dela e pode ser que sejam maiores que as suas. A questão é como você lida com a sua vida, como você carrega sua história e cria sua realidade – sem querer a realidade do outro.

O que é seu, é seu. O que é do outro, é do outro. Crie o seu modelo de vida. Pare de cobiçar o que a outra pessoa tem, porque essa energia é justamente o que bloqueia seu desenvolvimento.

FALTA DE DIREÇÃO

Já viu pessoas que parecem rodar em círculos sem nunca chegar a lugar algum? Pois é: são pessoas sem direção na vida, que nunca sabem para onde ir.

Quando você sai de casa e quer chegar a algum lugar, você certamente busca um aplicativo onde coloca o endereço que aponta o caminho a seguir, certo? E por que na sua vida você sai sem direção? Por que motivo não cria uma rota ou pelo menos um destino a ser alcançado?

Muitas pessoas acreditam que não merecem ter coisas melhores do que as que vivem – e se autossabotam. Não criam a direção e culpam o destino pela vida que levam.

Quando entendemos que merecemos que tudo de bom aconteça para nós porque somos filhas do Criador e criamos uma direção para nossas vidas – seja ela qual for –, a vida nos impulsiona a entrar naquele caminho, e naturalmente o melhor começa a vir em nossa direção. Isso parece milagroso, mas é natural, porque você entrou no caminho certo, no seu caminho.

Procure observar ao menos o que quer para si e entenda que saber onde se quer chegar é importante antes de começar a caminhar.

O SENTIMENTO "POBRE DE MIM"

Quem nunca se fez de vítima que atire a primeira pedra!

Eu sei que às vezes as mulheres utilizam esse recurso para atrair a atenção dos outros. Elas acreditam que, quando tiverem um tutor ou alguém que cuide delas, as coisas ficarão mais fáceis.

Mas quer saber de uma coisa? Tudo fica mais difícil.

Porque quando emitimos esse sinal de que tudo acontece conosco, de que somos coitadas e nos queixamos das nossas condições, saímos do protagonismo da vida e dizemos: "Eu não estou no controle, as coisas acontecem para mim, e eu não posso fazer nada".

Mas isso não é verdade. Temos o controle do que sentimos, do que pensamos, das escolhas que fazemos diariamente e, por mais difícil que possa parecer, estar no comando da própria vida determina nosso futuro.

Quando criamos um papel de vítima e vivemos nele, dizendo que somos coitadas e incapazes de seguir adiante por causa de algo (aqui podemos fazer referência ao emprego, aos filhos, ao marido, à sogra, ao dinheiro ou o que for), estamos afirmando que não somos capazes de interagir com a vida, de criar aquilo que é melhor para nós, de fazer o roteiro da nossa história.

Pode parecer sedutor criar essa máscara de coitada, pois faz as pessoas terem pena de você, te dar carinho, atenção, passarem a mão na sua cabeça. Mas elas te enxergam como um peso a ser carregado. Porque quem veste a roupa de vítima sempre está atrás de um culpado para seus problemas e não percebe que é ela a própria responsável por tudo que acontece para si.

É desafiador tomar as rédeas da própria vida. Requer que sejamos adultas, conscientes e que não fiquemos esperando do outro aquilo que queremos. Requer ação. E muitas mulheres têm medo de agir, porque a ação as tira do lugar confortável que estão, sendo protegidas por um manto intocável do "pobre de mim".

Você não é coitadinha. O Criador quer que você brilhe. Você nasceu para isso. Pare de se autodestruir, prejudicar a si mesma, sabotando sua sorte, fugindo de um destino que você mesma pode criar a partir do momento que entender que tem as ferramentas para isso.

GASTAR DEMAIS

Já viu gente que corre para o shopping para comprar uma roupa quando está triste? Ou que faz algum gasto absurdo para se autoafirmar? Pois muitas vezes quem gasta demais está tentando preencher um vazio interno. Está buscando preencher um sentimento de solidão com algo externo – e não percebe que o carro novo, a roupa nova, ou seja lá o que for, não vão mudar o seu interior.

Perceba que tudo que falo neste livro é sobre sua relação com você mesma. Se você tem uma boa relação consigo mesma, precisa cada vez menos consumir coisas que te deixem feliz, porque sua vida interior é abundante – você passa a adquirir as coisas quando tem, de fato, necessidade, quando escolhe, e não porque quer impressionar alguém ou porque quer algo para se sentir melhor.

Esse tipo de hábito é um vício que deixa muita gente endividada, porque a pessoa acha que sempre precisa estar consumindo para ser feliz e amada.

Perceba o que te faz feliz no seu dia a dia, faça listas de gratidão e de coisas que são dadas a você todos os dias como bênçãos e você não precisará gastar um real para isso.

Amo contemplar o pôr-do-sol, a natureza, ouvir música, passear, tomar um banho gostoso, ler um livro. São prazeres que posso dar a mim mesma e que geram sensações de bem--estar sem que eu precise investir dinheiro nisso.

Perceba as suas reais necessidades.
E, se for para investir, invista em você mesma.

EGO HUMANO

Você já deve ter vivido de acordo com o que seu ego dizia ser bom – ter status, poder, rótulos... nada do que sua alma pedia.

E o que aconteceu depois? Sua alma ficou sedenta, como se não tivesse sido alimentada adequadamente.

A verdade é que muita gente não percebe que poderia ter uma vida mais alinhada à própria essência, ao que a alma pede, e fica seguindo os desejos do ego – de ter status, poder, bens materiais, sem preencher o que a alma veio viver.

Perceba hoje se você está alinhada com o amor ou com o ego. Se está seguindo seus desejos de alma ou se está re-petindo padrões que sempre te levam aos mesmos lugares de frustração, e, embora tenha algumas realizações, elas não preenchem você nem te fazem sentir uma paz de espírito ou sensação de plenitude.

A VIDA está aí para ser *desfrutada*.

Romper com alguns desses bloqueios que te impedem de ter ABUNDÂNCIA em todas as áreas é um passo que só você pode dar.

Não espere de ninguém aquilo que só VOCÊ pode fazer por si mesma.

@carmemmendes

A SUA LISTA DE REALIZAÇÕES

Fazer algumas coisas simples no seu dia a dia vai permitir que você crie uma vida de realizações, até porque existem coisas que você precisa se programar para receber.

Vamos à lista?

1. PENSE NAS SUAS INTENÇÕES

Você já tem a lista de intenções claras do que quer conquistar? Sabia que precisa ter isso sempre em algum lugar visível para que continue adiante? As suas metas devem estar definidas e, conforme você as visualiza, vai fortalecendo sua intenção.

Estudei prosperidade e foi através desse estudo que aprendi uma coisa interessante sobre escassez: uma realidade financeira saudável é resultado de uma mudança interna, passando da doença para a saúde em relação ao dinheiro.

Lembra que falo sempre que o Criador é nossa fonte de amor e cura? Podemos testemunhar as bênçãos em nossas vidas se permitirmos cocriar nossa realidade.

2. TENHA IDEIAS GRANDIOSAS

Quem tem grandes ideias se certifica de que o subconsciente é capaz de completá-las. Mas e quando não nos achamos aptas a sonhar, a imaginar um futuro abundante? Podemos criar uma realidade acessando o que a Criação nos fornece.

Dessa forma, trazemos para a nossa vida crenças positivas de grandes feitos que precisam ser realizados e só estão esperando alguém apto a fazê-los. Somos soldadas do bem que recebem tudo aquilo que sintonizamos em uma grande nuvem, a qual nos traz tudo que é bom e abundante.

3. APRENDA A OUVIR OUTRAS PESSOAS – MAS RESPEITE A SI MESMA

Nós criamos nossa realidade, mas também podemos ser afetadas pela realidade imposta por outras pessoas. Dessa forma, precisamos sempre estar conscientes de que muitas pessoas irão tentar emitir suas opiniões cheias de crenças e raivas sobre você. Por isso, respeite a si mesma e imponha limites para que não entrem em seu espaço e em suas ideias.

EXERCÍCIO: CRIE SUA LISTA DE REALIZAÇÕES

Quais são seus sonhos?

O que você quer para sua vida daqui a um ano, cinco anos, dez anos?

Seu presente desenha seu futuro?

Se você não sabe o que pedir, como o universo vai te presentear?

A lista de realizações que proponho a você é fazer um exercício poderoso para criar seus sonhos. Vamos?

LISTAR: faça uma lista com no mínimo 20 itens. Para que você não passe sua vida focando em uma coisa só, já sinalize ao universo o que você deseja desde já.

DETALHAR: detalhe cada item, quanto mais, melhor. Imagine que você queira um carro. Descreva esse carro nos mínimos detalhes: cor, ano, modelo... desse jeito, você vai estar com a atenção mais focada, e esse é um passo importante no processo de atração.

SENTIR: quando escrever, faça no presente. Exemplo: hoje eu tenho um carro branco da marca X, modelo Y.

_____
_____
_____
_____
_____
_____
_____

★ Uma história real: *Perdoar Amar Agradecer* ★

O mais importante é despertar o sentimento de já ter AGORA o que você está descrevendo. É o sentimento que faz você entrar na vibração daquilo que deseja atrair.

Traga essa lista para a meditação que vai estar no final deste capítulo.

EXERCÍCIO: DESENHE UM RETRATO

A cura interior depende também de juntarmos todas as partes de nós mesmas para que possamos nos tornar inteiras e completas. Vamos fazer este exercício para conectar nossa criança interior com os nossos desejos.

Pegue lápis de cor, caneta ou giz de cera de várias cores – você pode usar o espaço adiante ou outra folha de papel – e desenhe a vida que você deseja viver.

Após desenhar, acalme seu coração, silencie e observe: o que esse desenho te diz?

Agora, feche seus olhos, se dê um abraço bem apertado e leia as afirmações a seguir.

AFIRMAÇÕES POSITIVAS PARA REALIZAR SONHOS:

Eu tenho o poder de realizar todos os meus sonhos.

Acredito no meu poder interior.

Minha vida é um sucesso.

Estou em paz para realizar meus sonhos.

Eu sei a sensação, através do Criador, de como é viver minha vida em plena realização.

Abençoo a prosperidade que chega até mim.

Recupero meu poder e amorosamente crio minha realidade.

Confio no processo da vida.

Bônus: *no QR Code da p. 228 deste livro, acesse a meditação para realização de sonhos e metas.*

COMO ATRAIR SUA ALMA GÊMEA

Uma mulher que decidiu ser estrela pode brilhar sozinha, mas também pode trilhar seu novo caminho acompanhada. Ela está vibrando na energia do amor, e isso faz com que esteja alinhada com um parceiro que acenda suas chamas e não as apague.

A primeira coisa que eu tive que destruir dentro de mim para encontrar minha alma gêmea foi entender que eu não era a metade da laranja de ninguém. Eu não preciso de ninguém para me complementar. Eu sou inteira.

Muitas pessoas não querem ficar sozinhas, e eu concordo que seja ótimo compartilhar a vida. É o que todo mundo quer. Mas antes de decidir compartilhar a vida com alguém, você precisa aprender a ser feliz sozinha e aprender que você se basta.

Quando terminei meu casamento de 10 anos, em depressão, e comecei a me movimentar em direção ao despertar da consciência, foi um processo doloroso, porque eu dependia emocionalmente e financeiramente dele.

Eu não queria ficar naquela relação por comodismo. Não compartilhávamos das mesmas ideias, e sabia que precisava seguir sozinha. Precisei ter muita coragem para terminar o relacionamento.

✱ Uma história real: *Perdoar Amar Agradecer* ✱

Ao encerrar aquele casamento, eu ainda era dependente, mas quando entendi que conseguia sair para jantar sozinha, me amar sozinha, fazer as coisas que eu gostava, entendi como era bom aprender a me namorar e a curtir minha companhia.

Eu me lembro quando me arrumava bem linda e ia jantar com minha própria companhia. Fazia meu próprio jantar, colocava velas e jantava comigo mesma. Colocava um espelho na minha frente, entendia que não precisava de outra pessoa para jantar comigo. **A minha companhia começou a ser suficiente.**

Hoje adoro compartilhar momentos com outras pessoas, mas a minha companhia me basta. Mesmo casada, nos dias que meu marido vai jogar tênis, saio para jantar sozinha e não me importo com o que alguém vai falar.

Só dessa maneira aprendemos a viver uma vida com outra pessoa.

Quando descobri a expressão "alma gêmea", sabia que não existia "metade da laranja", mas até hoje muitas pessoas me perguntam se existe de fato alma gêmea. A verdade é que ela existe, mas não existe uma só. Existem almas gêmeas para amizade, família, relações amorosas. São pessoas que se encontram nesta existência.

Sabe quando você bate o olho em alguém e *parece conhecer* essa pessoa há muito tempo? Isso é um REENCONTRO de ALMAS.

@carmemmendes

No dia que encontrei o Juliano, tive uma afinidade gigantesca logo de cara. Isso é alma gêmea, alguém que, por uma razão inexplicável, te conhece totalmente e completamente. Quando você encontrar essa pessoa, você irá reconhecê-la imediatamente como alguém que você já conhecia, mesmo que não consiga explicar a razão disso.

É um sentimento de *déjà vu*, como se você já tivesse experimentado essas circunstâncias anteriormente. Você aprecia o jeito como a pessoa se move, você se lembra da energia que lampeja de seus olhos, vinda de outro lugar e de outro tempo.

Junto com o reconhecimento da alma da pessoa, você tem uma atração forte e intensa. A diferença entre uma alma gêmea e uma família da alma é que membros da família da alma têm energias espirituais peculiares, as quais você experimentou anteriormente em uma familiaridade não sensual e não sexual, em um amor de irmão ou irmã.

Com uma alma gêmea é diferente, porque você tem uma atração sensual e sexual, assim como um magnetismo mental e espiritual entre vocês.

Você pode encontrar almas gêmeas o tempo todo. A maioria das pessoas tem mais de uma. Você tem que ter uma alma gêmea para ser feliz? Claro que não!

Você pode sempre criar uma alma gêmea neste tempo e espaço. De qualquer modo, muitas de nós procuramos por um amor profundo e inextinguível, algo que estava conosco antes de virmos para cá e que estará conosco para sempre; alguém especial para compartilharmos nossos pensamentos e sentimentos, e ainda termos a habilidade de compreender os seus pensamentos e sentimentos. Nós procuramos alguém para andar conosco ao longo da vida.

No entanto, algumas pessoas encontram as suas almas gêmeas antes de amarem a si mesmas, quando na verdade a melhor época para esse acontecimento é quando você ama a si mesma e está orgulhosa de quem você é. Quando você ama e conhece a si mesma, é aí que está preparada para a sua alma gêmea mais compatível. Quando você sente que não precisa de outra pessoa para tornar a sua vida completa, esse é o tempo apropriado para trazer a sua alma gêmea mais compatível para a sua vida.

Muitas pessoas acreditam que não podem se sentir totalmente completas se não encontrarem sua alma gêmea. Porém, para serem verdadeiramente compatíveis, essas pessoas têm que amar a si mesmas e serem felizes interiormente. Quando você souber se amar, elevar a sua autoestima, aí você vai conseguir atrair uma alma gêmea que realmente vai chegar para somar. Lembre-se que você sempre atrai a alma gêmea mais compatível para o seu momento.

Se você se critica, atrai um tipo de pessoa que te critica.

Se você é insegura, vai atrair alguém inseguro.

É preciso, em primeiro lugar, desenvolver o amor-próprio em sua vida.

E, para atrair sua alma gêmea, é preciso saber o que você quer.

Se seu sonho é ter um carro, é preciso fazer uma lista do tipo de carro que quer. Ou seja: fazer uma lista de critérios. Seus sonhos precisam ter nome e cor. Você precisa ser específica e saber que tipo de pessoa quer atrair. Também é importante não pedir uma alma gêmea perfeita. É preciso pedir uma pessoa compatível com você.

É preciso limpar as crenças de tudo que está impedindo que você encontre alguém. Crenças como: "sou muito velha" ou "ninguém se interessa por mim". Vejo muitas mulheres com crenças de que não merecem um amor, de que seus relacionamentos nunca dão certo, de que têm o dedo podre ou que estão sempre encalhadas ou nasceram para ser titias. Muitas seguem crenças que ouviram de suas famílias. Sabe quando alguém te diz uma frase de impacto do tipo: "Não tem que gostar mais do outro do que ele de você"? Já vi mulheres que tinham pavor de se apaixonar com medo de sofrer, com crenças de que todo homem era cafajeste, todo relacionamento era abusivo, todo homem só queria sexo. Cada crença que carregamos impede que tenhamos bons relacionamentos.

Pare e reflita: seja verdadeira consigo mesma. Não se julgue. Todos temos coisas para trabalhar.

De 0 a 10, quanto você se ama?

_____

De 0 a 10, quanto você se respeita?

_____

Respeito é quando você sabe dizer *não* para as pessoas. Você conhece a sensação de dizer *não* no seu dia a dia? Isso é se respeitar. Isso é respeito.

Quando você diz *sim* para o outro querendo dizer *não*, você diz *sim* para o outro e *não* para você. E quando diz *não* para você, *não* respeita o outro. Se não se respeita, não se ama. E não ama o outro.

AFIRMAÇÕES PARA LEVAR CONSIGO:

★ Acredito que posso ser amada por outra pessoa.
★ Posso receber o amor de outra pessoa.
★ Confio que há alguém neste mundo para mim.
★ Conheço a definição do Criador do que é casamento.
★ Sei como atrair minha alma gêmea.

EXERCÍCIOS PARA ATRAIR SUA ALMA GÊMEA

EXERCÍCIO 1 - **Aprenda os princípios das almas gêmeas:**

★ Existem mais almas gêmeas para se escolher a partir de agora do que jamais houve antes. Um indivíduo tem mais de uma alma gêmea compatível.

★ A mulher deve amar a si mesma antes de chamar por uma alma gêmea.

★ As pessoas são atraídas umas pelas outras pelo negativo que têm em comum, assim como pelo positivo. Você deve remover o maior número possível de crenças negativas e realizar o Ho'oponopono para ajudar nesse processo de limpeza.

★ Você deve especificar se quer receber alguém do mesmo sexo ou se quer alguém do sexo oposto, dependendo da sua preferência.

EXERCÍCIO 2

Vamos lá: você criará uma lista com todas as características que você deseja que sua alma gêmea tenha, desde características físicas, intelectuais, sentimentos, forma como te trata e como trata os que você ama. Quanto mais específico for, melhor, por exemplo:

1. Sexo masculino
2. Solteiro
3. Alma gêmea amorosa
4. Cabelos lisos
5. Olhos pretos
6. Mais alto que eu
7. Concursado

Veja a riqueza de detalhes, afinal, o universo entende comandos. A lista não tem limite de características.

_____
_____
_____
_____
_____
_____
_____

★ Uma história real: *Perdoar Amar Agradecer* ★

EXERCÍCIO 3

Liste todas as características, situações, memórias e momentos negativos dos seus relacionamentos anteriores que não te agradam e geram desconforto com seus ex. Não são só características deles, mas suas e do relacionamento em si.

Exemplo: traição, ciúme, desconfiança, grosseria, procrastinação, conformismo, injustiças, acusações, etc. Anote tudo que vier à sua mente sem se julgar se é relevante ou não.

Se a memória vier é porque é relevante, afinal, você deu o comando para seu cérebro acessar os códigos que precisam ser desfragmentados.

_____

_____

_____

_____

_____

_____

_____

_____

_____

_____

_____

EXERCÍCIO 4

1. Sente-se em um local silencioso, em que você não seja interrompida por no mínimo 10 minutos.

2. Respire profundamente algumas vezes e, na sequência, realize a Prece da Purificação que está disponível por meio do QR Code da p. 228 deste livro.

3. Após realizar a prece, sintonizando a energia do amor, da entrega e do perdão, entre em sintonia consigo mesma.

4. Pegue sua lista de memórias negativas (tanto dos seus ex-parceiros quanto das suas próprias listas).

5. Leia cada uma delas e repita logo em seguida:

Sinto muito, me perdoe, te amo, sou grata. Esse mantra do Ho'oponopono é um poderoso agente de limpeza de memórias que geram desconforto, inclusive conosco mesmas, sobretudo quando precisamos nos perdoar e perdoar alguém.

O Ho'oponopono causa libertação da repetição de padrões. A intenção aqui é a cura através da conexão com o Divino. Deixe que a técnica se realize a partir dessa conexão com o perdão, o amor e a gratidão. Não subestime a simplicidade dessa técnica.

EXERCÍCIO 5

Pegue sua lista e vamos manifestar sua alma gêmea, com a ajuda da meditação guiada para alma gêmea presente na p. 228 deste livro.

ORAÇÃO PARA AFIRMAÇÃO DA ALMA GÊMEA

Fonte da Criação, Divino Criador, eu me coloco na tua presença para te pedir que me oriente de forma mais elevada a atrair até minha vida a alma gêmea mais compatível com meu momento presente.

Eu faço essa oração para que essa pessoa seja a única pessoa.

A pessoa que faz o meu coração se sentir grandioso, para se tornar um só comigo. Eu oro para ti, ouça o meu apelo e eu irei achar a minha alma gêmea.

Eu oro para que eu o encontre logo, e ele irá me encontrar.

Então nós iremos viver juntos as nossas vidas como um só em um só ser.

Eu oro para me sentir merecedora de viver um amor romântico neste tempo e existência. Que Tu, Divino Criador, coloque no meu coração a sensação de saber quando e como atrair a minha alma gêmea. Sou grata, está feito.

PARTE 4: AGRADECER

Olhei para aquelas flores. Não eram flores que alguém quisesse receber um dia. Mas elas faziam parte daquele rito de passagem. Elas representavam o fim de um ciclo.

Fiquei sentindo o aroma dos lírios, o vento tocando meu rosto. O silêncio.

O silêncio de um cemitério é ensurdecedor. E naquele silêncio, eu repousei. Respirei profundamente depois de derramar todas as lágrimas que podia e fiquei ali, pensando no ciclo da vida, sentindo uma dor dilacerante ao mesmo tempo que agradecia.

Olhava para o túmulo da minha mãe lembrando de tudo que tínhamos vivido até então. A beleza do seu amor, a sua doação para os seus quatro filhos. A dedicação incansável. Tudo aquilo que ela tinha me ensinado. Ela havia me dado a vida, ela tinha vivido e amado a vida. Ela tinha partido, mas tinha vivido.

E embora meu coração sangrasse e eu sentisse o peito rasgando, me debrucei sobre o túmulo e fiquei ali em uma espécie de torpor.

Era uma pausa na vida.

Minha mãe tinha sido minha grande mentora. A mulher que me inspirara a viver, que me ensinara sobre espiritualidade, sobre escolhas, sobre amor. E eu agradeci por ter aprendido, por ter perdoado, por ter amado. Por termos vivido com tanta intensidade a nossa vida cheia de percalços.

Ela era força, ela tinha me inspirado a ser quem eu era.

Conforme eu pensava em cada momento que tínhamos vivido, me sentia mais grata. O vazio ia sendo preenchido com uma sensação de que eu estava ali, viva. **Que eu tinha feito tudo que podia. Que eu havia me fortalecido naquele processo.**

Naquele momento, conforme fui me levantando, tudo se acalmou. Olhei para trás e, a alguns passos de mim, estava o Juliano. Ele aguardava aquela despedida, tinha me dado forças nos momentos finais de minha mãe.

E, embora ainda estivesse com o coração dilacerado, percebi que eu estava em paz. **"Como Deus é bom"**, pensei, observando aquele amor que o Juliano emanava enquanto vinha em minha direção. Deus tinha colocado a pessoa certa na minha vida no meu pior momento. O universo tinha respondido às minhas preces e orquestrado uma união absolutamente improvável.

Eu caminhava naquele lugar, onde tantos sonhos estavam enterrados com pessoas que tinham partido, e percebia que o maior presente era estar viva. Viva para realizar meus sonhos. Viva para levar a minha vida onde eu sempre sonhara. Viva para realizar meus desejos e honrar minha mãe com a minha felicidade.

Não era nem de longe o melhor momento da minha vida, mas eu via a ação de Deus em cada movimento. Em cada momento. Eu estava sendo apoiada por um homem que eu amava e que me amava.

Comecei a fazer uma retrospectiva da minha vida desde que voltara do Nordeste. Quantas reviravoltas inesperadas. Momentos e movimentos – a maioria de ação gerada por conta de insatisfação. A insatisfação positiva que sempre me movia de um ponto a outro.

Um relacionamento frustrado que me fazia entender quem eu era. Uma nova relação com um médico que queria estar ao meu lado, e um autoamor que eu jamais imaginava ter por mim mesma.

Tinha entendido, finalmente, o que era respeitar a mim mesma, me amar em primeiro e segundo lugar e saber colocar limites nas relações que surgiam em minha vida.

Eu também tinha que agradecer pelas pessoas que tinham surgido em minha vida para me amparar nas horas mais difíceis. E uma delas era um médico senhor a quem eu recorria para me auxiliar nas questões emocionais e psíquicas. Ele tinha uma força energética, física, espiritual muito grande e me amparava enquanto eu me via diante do quadro de saúde delicado de minha mãe.

Mais que um médico, ele foi um mentor. E é importante dizer isso, porque quando o discípulo está pronto, o mestre sempre aparece. Quantas vezes, em momentos difíceis, eu tinha encontrado pessoas chave que haviam me auxiliado exatamente da maneira como eu precisava?

Esse médico tinha sido um anjo da guarda, que me amparou nos momentos de maior vulnerabilidade. Um senhor que, com seus setenta e poucos anos, curado de um câncer, dedicava a vida a melhorar a vida de seus pacientes em todos os aspectos. O doutor Scherer fazia de seu consultório um local onde conversava sobre saúde, e não sobre doença. Ao contar a ele minha história, ele disparou: "Você precisa ler sobre Física Quântica. Vai te ajudar em muitos aspectos de sua vida".

E lá fui eu buscar novos conhecimentos e informações que pudessem contribuir com meu crescimento. O doutor Scherer não dava pílulas mágicas – dava instruções para que pudéssemos encontrar a iluminação. Assim como ele tinha encontrado. "Existem muitos médicos, mas médicos que gostam de pessoas são poucos", ele dizia com frequência. Eu me inspirava em sua conduta e trajetória seguindo sua missão.

Já ensinava o Ho'oponopono e as técnicas de meditação para um número significativo de mulheres, mas começava a ganhar um novo repertório buscando aquilo que ele apontava. Espiritualmente forte, ele também me fortalecia em cada encontro.

Na época, minha vida estava um verdadeiro turbilhão. Estava apostando as fichas no trabalho, entre idas e vindas com minha mãe no hospital para o tratamento do câncer, em um misto de aceitação da doença dela e da impotência ao saber que não havia nada que eu pudesse fazer.

Eu tinha sido sua companhia durante as noites no hospital, e ela passava dias internada e dias em casa. Enquanto ficávamos em casa, eu tentava me concentrar no trabalho. Precisava dele mais do que nunca. Não só por motivos financeiros, mas também para encontrar a paz.

Eu precisava meditar, precisava praticar Ho'oponopono. E quanto mais ensinava minhas alunas, mais percebia o quanto ficava fortalecida por dentro. Ganhava ainda mais força para lidar com a doença dela e a impotência que aquilo tudo me causava.

Tudo estava acontecendo rápido demais na minha vida.

Estava no início do meu relacionamento com o Juliano, apaixonados, quando ele anunciou que viajaria para a Inglaterra para estudar e me convidou para ir com ele passar uma temporada em outro país.

Não era o momento oportuno. Eu tinha minha mãe em casa enfrentando uma doença grave, tínhamos acabado de começar a relação. Seria bom passar tanto tempo juntos da noite pro dia?

Ele decidiu ir, e eu decidi ficar com minha mãe. Mantivemos a relação a distância, nos falávamos todos os dias, e Juliano estava ausente fisicamente, mas presente de todas as formas que pudesse para me dar apoio emocional.

Os meses foram passando, minha mãe teve uma melhora, recebeu alta do hospital, foi para casa e estava aos cuidados do meu pai e dos meus irmãos.

Nesse momento, me senti mais confortável para viajar, Juliano se propôs a me ajudar a contratar uma cuidadora para que ficasse no meu lugar ajudando a minha família nos dias que estaria com ele na Inglaterra. Decidi ir passar duas semanas e voltar em breve, mas seguia com o coração apertado sem saber se devia ir, me culpava por querer ir e a minha mãe estar doente.

Resolvi conversar com o doutor Scherer para ter mais clareza na minha decisão. Na conversa, ele disse que, se eu decidisse ir, era importante eu conversar com ela, me despedir e ir com o coração tranquilo.

Me despedir.

Que palavras fortes ele tinha dito.

Me despedir? Por quê? O que isso significava?

Sem saber, ele me preparava para sua morte. Dizia que era nosso caminho.

O Juliano disse que aceitaria qualquer decisão da minha parte, mas se ofereceu a ajudar de qualquer forma enquanto ficássemos fora. E eu aceitei e decidi ir por poucos dias.

No dia da viagem, sentei ao lado dela na cama e segurei sua mão, lembrei dos dois anos que se passaram desde a primeira notícia de que ela estava com câncer. Até aquele momento tinham sido 46 sessões de quimioterapia, três internações para cirurgia oncológica, viagens para diversos tratamentos, sim, estávamos as duas cansadas da luta contra o câncer. Olhei em seus olhos. Tanto amor nos unia. Tanta vida. Nos abraçamos, e saí do quarto, dando um até logo, pois em breve estaria novamente ao lado dela para continuarmos lutando por sua vida.

Embarquei ainda dividida, mas, ao encontrar o Juliano, me permiti descansar, era a primeira vez que relaxava. Relaxava no ombro de um homem seguro. Relaxava depois de meses entre idas e vindas para o hospital com minha mãe.

E com esse *relax* todo, meu sistema imunológico respondeu. Ele baixou a guarda, e eu adoeci. Fiquei de cama durante sete dias sentindo dor, febre, enfim, era o corpo respondendo e expurgando tudo.

Quando finalmente me levantei, soube de sua morte.

Foi uma notícia inesperada. Sim, ela estava doente, mas não iria partir agora, era no que eu acreditava, mas uma ligação da minha irmã trouxe a verdade mais difícil de aceitar, minha mãe havia feito a passagem.

E saber da morte da minha mãe enquanto estava longe provocou em mim uma dor ainda maior. Eu me enchia de culpa por não estar lá. Me enchia de culpa por estar vivendo um amor ao lado de alguém enquanto minha mãe vivia seus últimos dias.

Foi uma pancada, um golpe. Uma movimentação implacável que fez com que eu reunisse todas as minhas forças e explodisse de raiva.

Eu gritava de raiva, batia nas paredes do apartamento e me sentia a pessoa mais ingrata do mundo por não conseguir estar presente no seu velório. Era uma impotência emocional e física. Eu não podia nem devia ser *zen*. Aceitei a raiva e decidi senti-la.

Tinham sido inúmeras sessões de quimioterapia, três cirurgias. Eu tinha chegado a pensar que mamãe fosse invencível.

Mas ela tinha partido.

Voltamos para o Brasil o mais rápido possível, comprei a passagem de volta no mesmo dia que soube da notícia mais cruel que já havia recebido, mas a distância de um continente ao outro não me permitiu estar presente no velório.

Mas quando finalmente cheguei ao cemitério e me vi ao lado do Juliano, visitando o túmulo da mulher que tinha me dado a vida, percebi a minha força. Percebi o quanto era grata por tudo que tinha vivido.

Percebi que minha mãe tinha sido uma guerreira, uma mulher forte, que não se entregava quando a vida batia nela. Percebi que eu não tinha desistido de viver, de ser alegre, de amar. Que mesmo chorando sua morte, eu sabia que iria honrar sua vida.

Saí do cemitério, lado a lado com o homem da minha vida, o homem que seria meu marido, pai dos meus filhos. A vida seguia seu rumo. Morte e vida continuariam. Eu agradeci.

Ela tinha me deixado em boas mãos. Abençoara aquele encontro e sempre quis me ver feliz. Ela era uma estrela que ia continuar guiando meu caminho mesmo de longe.

★ Uma história real: *Perdoar Amar Agradecer* ★

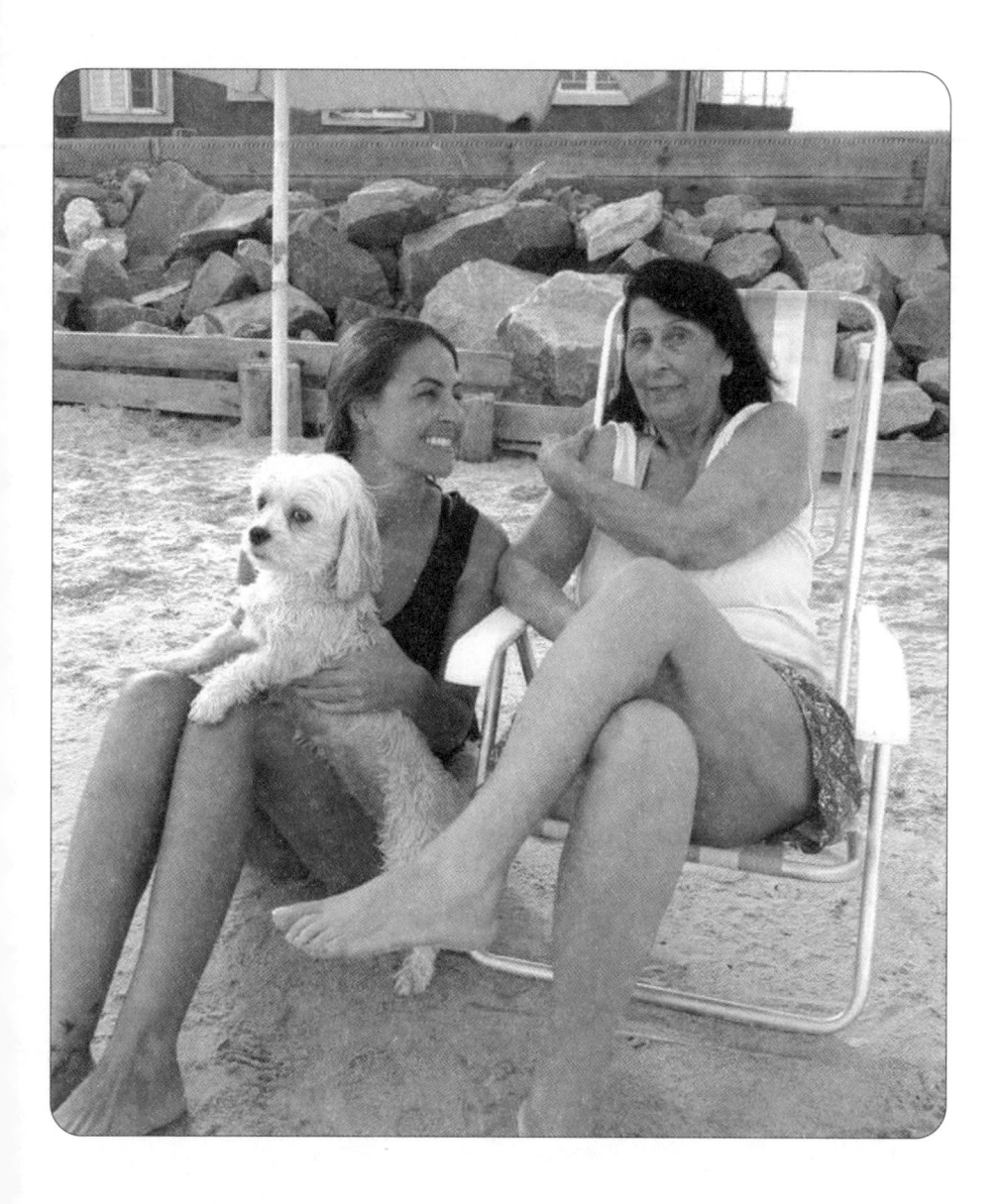

Eu sabia que precisava ser feliz, precisava viver aquele amor, me realizar profissionalmente. Precisava honrar sua vida. Agradeci. Minha mãe tinha me dado tudo. Eu só tinha a agradecer.

"SOU GRATA"

★ Uma história real: *Perdoar Amar Agradecer* ★

Atualmente, todo mundo fala sobre gratidão, mas exercitar, ou mesmo falar de gratidão naqueles momentos desafiadores da vida, é algo que poucas pessoas conseguem efetivamente fazer. Um dos ingredientes fundamentais da filosofia do Ho'oponopono é a gratidão. Por isso eu bato tanto nesta tecla – porque gratidão não é só para se exercitar quando tudo dá certo.

Aliás, precisamos desse exercício sobretudo quando as coisas não estão caminhando como gostaríamos. Sabe aquele dia escuro, em que tudo está dando errado, seu humor está péssimo, a conta do banco está no vermelho, seu namorado abandona você, o trabalho te traz uma série de problemas? Você consegue ser grata mesmo com essas circunstâncias?

Se você respondeu não, tudo bem, a gratidão transforma tudo, porém, para chegar a esse ponto, existe uma ferramenta necessária: é sua atitude diária que abre a porta para a gratidão.

Para despertar a gratidão, é fundamental o treinamento diário, e eu estou aqui para te ajudar a aprender a ser grata, independente do momento e da situação que você esteja passando.

Preparei exercícios poderosos para você implementar a

gratidão na sua vida. Uma vez que apliquemos uma série de repetições em nosso cotidiano por um período, de preferência por 21 dias, esse hábito se torna algo automático e fica instalado de forma quase que permanente.

Pense comigo e responda às seguintes questões:

Há quanto tempo você escova os dentes?

Há quanto tempo você dirige?

Escovar os dentes é um hábito diário, natural, que fazemos todos os dias, pois nos preocupamos com nossa saúde.

O hábito é um padrão inserido em nosso comportamento. E a dica é fazer os exercícios a seguir e aplicar a gratidão na sua vida.

EXERCÍCIO: SUA LISTA DA GRATIDÃO

Por que você é grata? Como começa o seu dia?

Qual a primeira coisa que pensa ao acordar? É positiva ou negativa?

Todas as manhãs, agradeço a Deus por tudo de bom que existe em minha vida. Faça uma lista de, pelo menos, dez coisas em sua vida pelas quais você é grata. Leve o tempo que

★ Uma história real: *Perdoar Amar Agradecer* ★

precisar para criar sua lista, não se preocupe, não há limite de tempo. E você sempre poderá acrescentar alguma coisa. Feche os olhos e pense muito antes de escrever:

1. _____
2. _____
3. _____
4. _____
5. _____
6. _____
7. _____
8. _____
9. _____
10. _____

Após escrever sua lista, leia ela todas as noites pelo período de 21 dias.

EXERCÍCIO: SENTIMENTOS POSITIVOS

Vamos examinar seus sentimentos nas linhas seguintes: escreva sete coisas positivas sobre você. Preste atenção nos seus sentimentos enquanto pratica o exercício. Há alguma resistência? É difícil para você se ver sob uma luz positiva? Continue! Lembre-se do quanto você é especial.

1. _____
2. _____
3. _____
4. _____
5. _____
6. _____
7. _____

A VIDA NÃO PARA, PARA QUE A GENTE SE CONSERTE

Você pode achar contraditório agradecer nos momentos difíceis, mas quero que entenda uma coisa no seu processo de evolução e transformação.

A vida não para, para que você se conserte.

A dor sempre me fez evoluir. A dor sempre fez com que algo bom florescesse dentro de mim, sempre me fez agradecer pelos momentos que me reconectaram à minha essência e me faziam estar comprometida com meus ideais, minha missão de vida, meu propósito e sobretudo minha felicidade.

Quando peço para que você agradeça, estou dizendo que deve ter consciência de que temos momentos bons e ruins na vida e devemos agradecer por todos eles. Agradecer é estar consciente. Consciente do que você vive, do fluxo e do ciclo da vida e entender que o que não está no seu controle também deve ser parte do seu processo de aceitar e deixar fluir.

E a primeira coisa nesse processo é que, quando as coisas ruins chegam, não devemos colocá-las na gavetinha do subconsciente. Devemos olhar para a dor, para a raiva, entender aquela emoção e aquele sentimento, porque, se fingirmos que ele não existe, depois ele aparece em forma de vício, doenças, síndromes. É aquilo que escondemos e jogamos para debaixo do tapete que depois nos assombra em outros momentos da nossa vida.

Viver o luto da minha mãe foi fundamental para meu processo de amadurecimento, para meu crescimento espiritual. Entender tudo que eu sentia, observar minha capacidade de conversar com meus sentimentos, dialogar com a raiva, com a impotência e, depois disso tudo, agradecer por conseguir me fortalecer e encontrar a paz de espírito tão necessária.

Ninguém consegue transcender imaginando figuras de luz e anjinhos dançando. No fundo, o processo de crescimento espiritual pode ser muito dolorido. Ele faz você enfrentar seus maiores medos, suas sombras, aquilo que justamente você tentou evitar o tempo todo.

A parte boa disso tudo é que, com esse reconhecimento das luzes e sombras em sua vida, **você cresce.**

Eu aprendi a lidar com as minhas dores. Sabia reconhecê-las e entendia que, sempre que uma dor chegava, eu precisava de uma afirmação positiva para transmutar aquilo. Sempre que eu sentia saudade da minha mãe, pensava na frase: **"Mãe, para honrar a sua vida, eu vou ser feliz".**

Dessa forma, semanas depois da morte dela, quando eu ria, bebia, saía, eu não me culpava. Após o luto da minha mãe, veio o *boom* do meu trabalho, porque passei a fazer tudo com muito mais amor. Transformei o luto na minha maior força. Eu cantava uma música de uma cantora chamada Kelly

Clarkson, que dizia "o que não te mata, te deixa mais forte", e sentia a força que me impulsionava. Agradecia a cada momento pela minha vida, pela vida que minha mãe tinha me dado, pela minha força ao não desistir.

Eu não tinha desistido da vida, eu tinha uma insatisfação positiva que sempre me colocava a caminho do meu sonho. Sabia que precisava ter essa insatisfação para enxergar a vida que eu não queria levar e ter forças para agir e seguir no caminho da vida que queria ter.

O sucesso e a capacidade de viver seus sonhos têm uma fórmula muito sutil: você precisa se esforçar. Uma frase de Napoleon Hill sempre me inspirou por onde fui: "No final das contas, nem os mais fortes nem os mais vitoriosos são os que alcançam. São os que não desistem". Essa frase me inspirou de todas as maneiras possíveis ao longo da minha trajetória.

A vida não para, para que a gente se conserte. E eu digo isso para que você entenda que não adianta esperar estar tudo bem para você se sentir grata. A frequência do amor e da gratidão é alcançada através de atitudes. Você decide ser grata. Decide escolher sua vida. Decide viver em plenitude, apesar de tudo que acontece para você.

E diante dos momentos de impotência emocional e física é que é preciso olhar para suas dores. Diante dos momentos de insatisfação é que você precisa enxergar o que está ruim para poder melhorar, e se vamos falar sobre manifestação de sonhos, sobre criar a vida que você deseja viver, é preciso que entenda que esse processo passa por muitos desafios.

"De onde você tira tanta força nos momentos de dor?" – era o que as pessoas me perguntavam quando me viam continuando nas aulas, meditando e seguindo a minha vida.

E a resposta era uma só: confiança no processo da vida. Aprendi com ela a ser uma guerreira, a ser forte e a não me entregar mesmo quando a vida me bate. Mesmo que a vida te bata, mesmo nos dias de dor e nos dias cinzentos, você não pode parar. Você precisa seguir mesmo nos dias ruins. Não digo que você não deva chorar. **Dê luz à sombra, mas sem se entregar ao sofrimento.**

Eu sei como a depressão chega na vida das pessoas e sei bem como a tristeza se instala. Eu sinto muito a perda da minha mãe, mas não posso ficar em casa chorando. E se você perdeu um ente querido, entenda que esta pessoa será honrada quando você decidir ser feliz. Quando decidir seguir a sua vida, agradecendo pelos momentos que esteve com ela, mas aprendendo e aceitando o presente da vida que você tem em mãos.

Me considero muito forte diante da vida, mas aprendi a ser assim nos momentos de dor. Todo mundo vai perder alguém em algum momento, e eu sou grata ao Criador porque fui eu que pude me despedir. Eu que enterrei minha mãe, e não o contrário. A vida segue sua lei.

Não queria que fosse agora, mas entendo que ela estava sofrendo. Foi o melhor a acontecer naquele momento. Agora ela é uma estrela que está iluminando a minha vida.

Quando você enfrenta suas dores, você decide não se acovardar diante da vida. Você percebe o que te incomoda e passa a reconhecer o bom e o ruim, porque a vida é um combo completo, não podemos desprezar aquilo que chega.

E agradecer nos fortalece. Porque só quando agradecemos pela situação, seja ela qual for, a aceitamos e aprendemos com ela. Dessa forma, podemos ir para o passo seguinte, que é realizar aquilo que queremos em nossa vida.

A gratidão é uma atitude poderosa que nos conecta com a força da criação. E é entendendo que você é a única que pode se sentir grata por sua vida, que é possível conseguir viver uma nova vida, criando aquilo que você determinar para si.

Os sonhos não moram na reclamação. Os sonhos moram no lugar em que reconhecemos as insatisfações e nos movimentamos para criar nossa realidade. Eles moram naquele espaço mágico onde se materializam as maiores conquistas. Onde escolhemos estar porque não queremos reclamar do que dá errado, mas queremos entender o que podemos fazer para conquistar a vida que desejamos. Realizar as coisas na nossa vida requer uma consciência do momento que estamos enfrentando.

E não adianta desejar se não fizermos o movimento em direção ao que queremos. O universo lê seu movimento, e não apenas suas intenções. Pensar positivo é bom, mas apenas pensar enquanto você está sentada não faz nada acontecer. Você precisa criar a sua realidade.

Quando dói, você tem que se mexer. Só vencem os que lutam, porque senão ficamos estagnadas na dor e não evoluímos a partir dela.

A pergunta que quero fazer neste momento é: o que você quer para você?

A intenção no fazer é poderosa. Procure observar a si mesma e entender o que está fazendo. Diga a si mesma: "Eu estou fazendo isso porque quero isso". É essencial entender aonde você quer chegar e quais passos deve seguir para chegar lá.

Não podemos escolher o estado de vitimismo. Precisamos pegar a vida pelas próprias mãos e entrar em cena. Ir adiante, tendo responsabilidade em cada passo da caminhada e, então, saber que nada nem ninguém pode nos afetar, além de nós mesmas. É você quem determina seu estado interno. É você quem determina se algo externo pode perturbar sua paz. É você quem deve ter um olhar de amorosidade com o mundo e perceber o que está nublando a sua percepção sobre tudo. Porque está dentro de nós. Sempre. A capacidade de mudar qualquer situação dentro e fora.

Você escolheu estar aqui, experimentar os processos e alimentar seus propósitos. **Mas lembre-se de uma coisa importante: a vida é um movimento. O Universo é energia que reconhece nosso esforço quando somos gratas.**

Quem age com o *coração* está na FORÇA mais *poderosa* do planeta.

@carmemmendes

CONFIE NA VIDA

Muita gente não acredita que temos a capacidade de nos curarmos. E a verdade é uma só: precisamos entender que temos um poder de cura que é só nosso.

Sempre me recolho e agradeço a Deus. Agradeço pelas dores, pelas minhas conquistas e principalmente por ser quem sou.

Cada um de nós é um ser único e particular e carrega uma história única e particular. Não existe ninguém igual a nós. Somos seres únicos e perfeitos, moldados pela luz do Criador. Mas precisamos nos conhecer melhor e, para isso, é preciso meditar. **E meditar é ouvir a Deus. Orar é falar com Deus.**

E o que quero te perguntar é: você tem conversado com Deus?

Certa vez encontrei uma imagem na internet de um peixinho nadando em um aquário e outro nadando dentro do mar. Eu diria que no aquário estamos na religião e no mar estamos com Deus. A minha religião é Deus, o amor, a bondade, a caridade, a gratidão.

Eu ensino mantras, orações, afirmações, meditações, acredito em muitas coisas, acredito na minha ligação com o Divino e acredito em todos os seres espirituais que trazem amor para o planeta. Acredito que existem vidas em outros planetas que nos ajudam no nosso processo evolutivo e acredito também no amor de Jesus, que nos traz a mensagem da salvação. Eu acredito e agradeço tudo isso. Este é o Deus para mim.

Quando você se conecta a Deus, você para de julgar, porque o julgamento é do ego. E estamos nessa existência para compreender que estamos limitadas e temos a limitação da mente.

Eu já tive visualizações em vários momentos da minha vida. E quando comecei a conversar com Deus, comecei a ter uma comunhão maior com Ele. Comecei a ouvir orações no meu coração, internalizar e receber informações diretamente da Fonte Criadora. E todas nós podemos receber essa bênção, basta se conectar com o coração.

Aprender a confiar no Criador é colocar a sua confiança em algo que você sabe que não vai falhar. Podemos tudo Naquele que nos fortalece. E eu quero saber como está a sua confiança em Deus. **Você tem falado com Deus?**

Neste momento, você precisa pensar "eu tenho confiado verdadeiramente na vida ou estou preocupada com tudo?". Como tem estado a sua confiança em Deus? Você tem confiado em Deus, como uma criança que se sente abraçada por Ele? Lembra quando você era pequena e confiava no Criador?

Muitas vezes a vida nos leva por caminhos que nos distanciam do Criador. E aí nos afastamos d'Ele. Ele permanece no mesmo lugar, mas vamos nos afastando por angústias, brigas, divórcios, mortes de entes queridos, medos.

Mas quando voltamos a confiar, começamos a exercitar práticas milenares de autocura, começamos a fazer esse caminho de volta. O Ho'oponopono tem como restabelecer essa conexão com Deus. Esta caminhada nos faz crescer, silenciar, ouvir a Deus. E através da meditação e das orações nos conectamos novamente ao Criador e confiamos na Fonte.

Como confiar no Criador? Como aprender a confiar em Deus?

Aprendemos quando começamos a tirar essa raiva, essa angústia, a dor, o ressentimento. Mas como tiro isso de dentro de mim? Praticando a autocura. E não é um dia ou dois. É uma vida de conexão com o Criador.

Nesse contexto, o que é ser uma mulher estrela? É ser uma mulher que foca no que recebeu do Criador, e não naquilo que falta. Sabe que pode conquistar tudo que quer e realizar seus sonhos e milagres, e não fica remoendo o passado, carregando medos, angústias, olhando para a falta. Ela olha para o que criou. Ela é criadora, brilha com sua própria luz, sem precisar pegar emprestada dos outros.

Uma mulher estrela pratica a gratidão. Ela reconhece cada pessoa que foi importante em seu caminho, cada episódio, cada situação, mesmo desafiadora, porque percebe como aquilo fez com que ela crescesse, mesmo na dor.

Ela agradece os acidentes de percurso e tenta se conscientizar do que pode melhorar a cada dia. Sem lamentar ou reclamar. Porque ela sabe que sua potência está dentro de si e sua missão é ajudar as outras pessoas a brilharem, e não permanecerem na escuridão.

Ela vibra por amor, se doa, trata as pessoas como gostaria de ser tratada, confia na proteção divina e vê as sincronicidades em seu caminho, porque é leve, porque não tenta controlar cada passo. Ela entrega e confia que o Criador está guiando cada etapa.

Ela reconhece o que tem, aprende a desenvolver o amor-próprio em sua vida, é gentil consigo, pratica meditação e orações, cuida de si com carinho e respeito, sabe que abundância é para ela e que ela precisa estar conectada com o Divino para ter criatividade, para se conectar com as bençãos. Ela está de corpo, mente e espírito conectada consigo mesma e com sua essência. Está conectada com o Criador.

Se hoje você está buscando iluminar a vida de todos à sua volta, é preciso ter a consciência de que essa busca começa pela sua iniciativa, mas basta dar o primeiro passo que a estrada vai se mostrando, e você vai fortalecendo seu caminho, atraindo as pessoas certas para te auxiliarem em cada momento da sua trajetória.

A vida é uma jornada que não pode ser desperdiçada. Carregamos medos, ficamos paralisadas quando deveríamos agir, agimos sem amor com o próximo e, quando nos damos conta, estamos vivendo uma vida sem prazer, sem abundância, sem amor, sem gratidão.

As coisas podem acontecer a você, mas você deve estar conectada verdadeiramente com aquilo que quer, porque você está no controle dos seus pensamentos, das suas atitudes e ações. São eles que reverberam no plano físico e se estendem para além da sua existência. Crie a sua vida. Seja responsável por ela. E, acima de tudo, não tema a sua própria força.

ORAÇÃO DA CONFIANÇA

Deus, seus caminhos são melhores que os meus e sei que confiar apenas em minha própria força não levará a lugar nenhum. Coloco a minha confiança em Ti, mesmo quando não compreendo tudo que acontece. Escolho confiar sabendo que a Tua luz fará meus planos acontecerem.

Está feito.

Bônus: *para conhecer a oração em áudio Aprendendo a Confiar, acesse o QR Code da p. 228 deste livro.*

QUAL O NOME DO FILME DA SUA VIDA?

Se você estivesse assistindo à sua vida em uma tela de cinema, o que estaria vendo agora?

Todas nós temos momentos em nossas vidas em que vivemos algo que está desalinhado com o que desejamos. Vivemos rodeadas de fatores que nos desequilibram e tiram nossa paz interior. Esses fatores podem ser inúmeros. E a maioria deles é criada por nós mesmas, por reações exageradas ao que acontece fora da gente. A ansiedade, as preocupações, os medos, as inseguranças, a falta de amor-próprio, o orgulho. Muitos são os empecilhos que criamos para estancar o fluxo da vida. Vivemos reagindo a tudo e vamos, aos poucos, minguando ao invés de crescermos em força e luz.

Se você acredita que é impossível viver de outra maneira com a vida que leva e vive culpando as circunstâncias, as pessoas, as relações e o que está fora de você, entenda uma coisa: isso tudo está te fazendo mais forte. Agradeça por estar dando conta, por continuar lutando e por não ter desistido.

Há quanto tempo você não dá uma palavra positiva para si mesma? Não reconhece que é criadora de sua vida? Há quanto tempo não agradece por sua saúde, por sua alegria? Pense nas suas qualidades, em algo que só você tem e sabe que é seu. Pense a respeito das suas virtudes e comece a agradecer verdadeiramente por ser quem é.

PARTE 5: BRILHAR

Outro dia ouvi uma história que conto agora para você. É uma fábula que ilustra exatamente aquilo que eu quero que entenda: quando nos doamos, nossa luz brilha mais forte e ilumina todos os outros.

A história da menina da lanterna é assim:

Era uma vez uma menina que carregava alegremente sua lanterna pelas ruas. De repente chegou o vento e, com grande ímpeto, apagou a lanterna da menina.

"Ah!", exclamou a menina. "Quem poderá reacender a minha lanterna?"

Ela olhou para todos os lados, mas não viu ninguém. Apareceu, então, um animal muito estranho, com espinhos nas costas, de olhos vivos, que corria e se escondia muito ligeiro pelas pedras. Era um ouriço.

"Querido ouriço!", exclamou a menina, "o vento apagou a minha luz. Será que você não sabe quem poderia acender a minha lanterna?". O ouriço disse a ela que não sabia, que perguntasse a outro, pois precisava ir para casa cuidar dos filhos.

A menina continuou caminhando e se encontrou com um urso, que caminhava lentamente. Ele tinha uma cabeça enorme, um corpo pesado e desajeitado grunhia e resmungava.

"Querido urso", falou a menina, "o vento apagou a minha luz. Será que você não sabe quem poderá acender a minha lanterna?".

E o urso da floresta disse a ela que não sabia, que perguntasse a outro, pois estava com sono e ia dormir e repousar.

Surgiu então uma raposa, que estava caçando na floresta e se esgueirava entre o capim. Espantada, a raposa levantou seu focinho e, farejando, a descobriu e mandou que voltasse para casa, porque a menina espantava os ratinhos. Com tristeza, a menina percebeu que ninguém queria ajudá-la. Sentou-se sobre uma pedra e chorou.

Neste momento surgiram estrelas que lhe disseram para ir perguntar ao Sol, pois ele com certeza poderia ajudá-la.

Depois de ouvir o conselho das estrelas, a menina criou coragem para continuar o seu caminho.

Finalmente chegou a uma casinha, dentro da qual avistou uma mulher muito velha, sentada, fiando sua roca. A menina abriu a porta e cumprimentou a velha.

"Bom dia, querida vovó", disse ela.

"Bom dia", respondeu a velha.

A menina perguntou se ela conhecia o caminho até o Sol e se queria ir com ela, mas a velha disse que não podia acompanhá-la porque fiava sem cessar e sua roca não podia parar. Mas pediu à menina que comesse alguns biscoitos e descansasse um pouco, pois o caminho era muito longo. A menina entrou na casinha e sentou-se para descansar. Pouco depois, pegou sua lanterna a continuou a caminhada.

Mais para a frente, encontrou outra casinha no seu caminho, a casa do sapateiro. Ele estava consertando muitos sapatos. A menina abriu a porta e o cumprimentou. Perguntou, então, se ele conhecia o caminho até o Sol e se queria ir com ela procurá-lo. Ele disse que não podia acompanhá-la, pois tinha muitos sapatos para consertar. Deixou que ela descansasse um pouco, pois sabia que o caminho era longo. A menina entrou e sentou-se para descansar. Depois pegou sua lanterna e continuou a caminhada.

Bem longe avistou uma montanha muito alta. "Com certeza, o Sol mora lá em cima", pensou a menina, e pôs-se a correr, rápida como uma corsa. No meio do caminho, encontrou uma criança que brincava com uma bola. Chamou-a para que fosse com ela até o Sol, mas a criança nem respondeu. Preferiu brincar com sua bola e afastou-se saltitando pelos campos.

Então a menina da lanterna continuou sozinha o seu caminho.

Foi subindo pela encosta da montanha. Quando chegou ao topo, não encontrou o Sol.

"Vou esperar aqui até o Sol chegar", pensou a menina, e sentou-se na terra.

Como estava muito cansada de sua longa caminhada, seus olhos se fecharam, e ela adormeceu.

O Sol já tinha avistado a menina há muito tempo. Quando chegou a noite, ele desceu até a menina e acendeu a sua lanterna. Depois que o Sol voltou para o céu, a menina acordou.

"Oh! A minha lanterna está acesa!", exclamou, e com um salto pôs-se alegremente a caminhar.

Na volta, reencontrou a criança da bola, que lhe disse ter perdido a bola, não conseguindo encontrá-la por causa do escuro. As duas crianças procuraram então a bola. Após encontrá-la, a criança afastou-se alegremente.

A menina da lanterna continuou seu caminho até o vale e chegou à casa do sapateiro, que estava muito triste na sua oficina.

Quando viu a menina, disse-lhe que seu fogo tinha se apagado e suas mãos estavam frias, não podendo, portanto, trabalhar mais. A menina acendeu a lanterna do artesão, que agradeceu, aqueceu as mãos e pôde martelar e costurar seus sapatos.

A menina continuou lentamente a sua caminhada pela floresta e chegou ao casebre da velha. Seu quartinho estava escuro. Sua luz tinha se consumido, e ela não podia mais fiar. A menina acendeu nova luz, e a velha agradeceu, e logo sua roda girou, fiando, fiando sem cessar. Depois de algum tempo, a menina chegou ao campo, e todos os animais acordaram com o brilho da lanterna. A raposinha, ofuscada, farejou para descobrir de onde vinha tanta luz. O urso bocejou, grunhiu e, tropeçando desajeitado, foi atrás da menina. O ouriço, muito curioso, aproximou-se dela e perguntou de onde vinha aquele vaga-lume gigante. Assim a menina voltou feliz para casa.

Que lição podemos tirar dessa história?

Mesmo que estejamos em um caminho hostil, escuro, onde nada nem ninguém parece colaborar conosco, mesmo que estejamos em busca da luz ou pedindo ajuda para encontrá-la, ela está lá à nossa espera. Uma luz sagrada que está brilhando acima de tudo e de todos. E essa luz nos encontra porque nada passa despercebido por ela. Porque ela sabe de todas as montanhas que subimos para conseguir chegar até ela. Ela sabe que não desistimos nem desistiremos. E que, quando chegarmos lá e formos tocadas por ela, faremos o caminho de volta e não esqueceremos de iluminar cada um que estiver diante de nós.

O brilho da menina da lanterna é o brilho da mulher estrela, que segue seu caminho, perdoando, amando, agradecendo, realizando e doando a si mesma para iluminar o caminho de todos.

A menina da lanterna carrega consigo a luz e não deixa ninguém na escuridão. Porque não basta que sejamos iluminadas pelo Sol, que tenhamos alcançado as estrelas ou encontrado o caminho sagrado. Nada disso importa se não pudermos doar aos outros uma faísca dessa chama. Se não pudermos dividir aquilo que aprendemos, se não pudermos passar adiante.

A MULHER ESTRELA: VOCÊ NASCEU PARA BRILHAR

Estrelas são bolas gigantescas de gás incandescente que brilham porque o gás em seu interior entra em um processo conhecido como fusão nuclear, que reúne dois átomos para formar um tipo diferente. Essa quantidade de energia forma a luz que pode ser vista.

A mulher estrela também só é capaz de brilhar porque em seu interior permitiu que uma fusão de acontecimentos a libertasse. Ela permitiu que a dor entrasse, mas foi capaz de transmutar esse sentimento. Ela permitiu que a tristeza a arrebatasse, mas, graças a ela, uma insatisfação transformou o obstáculo em ponte em direção ao seu maior sonho. Essa fusão de tantas emoções que ela sintetiza dentro de si faz dela uma estrela.

Uma mulher estrela vai ao encontro de si mesma, sente todas as dores, mas é capaz de perdoar, de amar e de agradecer. E, dessa forma, de manifestar a luz através de si mesma. E, assim, a quantidade de energia que ela produz faz com que ela brilhe e possa ser vista. Sua luz fica tão forte que ela é capaz de iluminar o caminho dentro da escuridão. E é vista a milhares de quilômetros de distância.

Uma mulher estrela tem dentro de si uma dose de coragem que veio do enfrentamento de todas as suas dores. E eu me tornei essa mulher depois de todos os desafios que passei.

Quando perdoei a mim mesma, aprendi a fazer escolhas mais conscientes e dei adeus para a culpa que me deixava estagnada. Quando perdoei as pessoas que fizeram coisas que eu considerava erradas, percebi que não tinha o direito de julgar quem quer que fosse e entendi sobre humildade e livre-arbítrio.

Eu decidi não carregar mais mágoas ou ressentimentos pelo meu caminho. E a leveza que veio disso trouxe uma aceitação de todo o fluir da vida. Foi aí que decidi que viver uma vida de mentira, sem ser arrebatada pelos sentimentos, era algo que não me levaria a lugar algum.

Então, acreditando que estava sendo amada novamente, percebi que faltava o essencial: o autoamor. O amor-próprio. Sem ele, não haveria fusão. E estrela não depende de luz de fora para brilhar. Estrela é capaz de brilhar sozinha.

Mas é preciso se amar. Porque a energia do amor faz a mulher estrela sair de dentro de seu casulo, se transformar e remediar suas dores, porque, quando ela é mais amorosa consigo mesma, permite uma vida com mais amorosidade no planeta.

Foi doloroso entender, no meio de todo o processo, que certas coisas escapavam do meu controle. E que a vida não tinha nada de conto de fadas. Mas foi reconhecendo a felicidade mesmo na dor, reconhecendo a paz mesmo nos momentos em que a história não era bonita de ser contada que fui transformando a minha jornada.

Minha potência veio quando entendi de fato que tudo poderia acontecer do lado de fora, mas a paz de espírito só viria se eu me responsabilizasse 100% pela minha vida. E essa autorresponsabilidade me obrigava a fazer escolhas mais conscientes: desde o que sentir, o que pensar, o que comer, como agir e não agir em determinados momentos da minha vida.

O universo entendeu que eu não estava de brincadeira. Que eu não aceitava mais o "mais ou menos". Que eu queria o melhor para mim. E o melhor não é pouca coisa. Eu não queria pouco dinheiro, pouca saúde, pouco amor, relação mais ou menos, trabalho indo com a barriga. Eu queria ser próspera e abundante em todas as esferas da vida. Eu queria ter dinheiro, ter uma família, um homem que me apoiasse e estivesse comprometido com seus sonhos.

Eu estava alinhada com a minha essência e isso mudava tudo.

A fusão estava feita.

Uma mulher estrela é inquebrável. Tem uma força, e nada pode detê-la. Tem um brilho que ninguém consegue ofuscar. Tem a potência de uma energia indestrutível. Chega e não está na vida para brincadeira.

A mulher estrela quer ser feliz. Quer viver a vida em sua máxima plenitude. Quer experimentar tudo. E sabe o preço de tudo que escolhe. Porque, mesmo com os desafios, ela entende que aquilo vai levá-la para um novo patamar.

Ela não se acovarda diante da vida, diante dos problemas, diante das dificuldades. Mesmo quando impotente, decide acolher a própria dor e não se permite desistir, porque reconhece a própria força. Reconhece o próprio caminho da libertação.

Muitas vezes ela pensa que não está conseguindo, mas é aí que se comunica com Deus e entende que não está sozinha, que tudo está sendo revelado à medida que ela dá o próximo passo. **A mulher estrela confia em Deus e confia no processo da vida.** Ela segue em sua jornada com amor e luz, entendendo que não pode ficar parada enquanto toda a existência está em movimento e evolução.

Ela é fruto da criação divina e está em contato com a fonte, está sendo encarregada de levar as pessoas para uma nova forma de vida, porque se compromete com a evolução e, a partir daí, se torna uma criadora. **Ela cria a própria história. Ela manifesta seus sonhos. Ela entende que nada é impossível e que a sua energia é capaz de multiplicar bênçãos.**

Eu diria que ela é a sua própria cura, e que consegue curar

quem está ao seu redor, porque, quando transforma a si, ela transforma o outro. E não precisa fazer nenhum esforço para isso. A sua simples presença se torna uma luz a serviço do mundo. Quando coloca a mão em qualquer situação, ela o faz pelo simples fato de que sabe que está a serviço de algo maior, sem a pretensão de levar os louros da vitória, mas sabendo que cada ação sua será sustentada pelo Criador.

Ser uma MULHER ESTRELA é o nosso destino. É aquilo que nascemos para ser. **Nascemos para brilhar.**

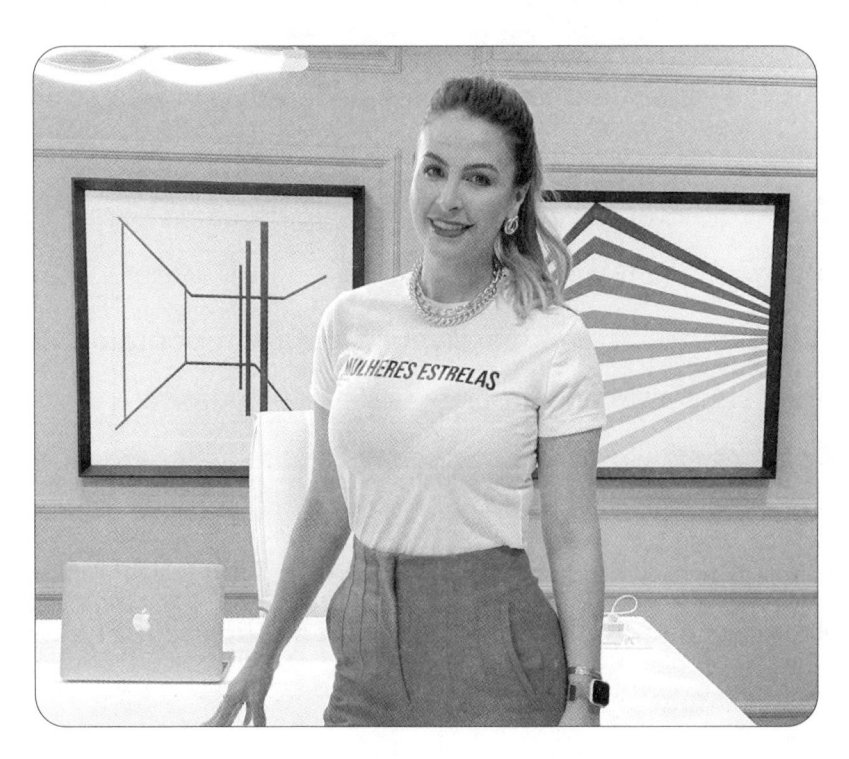

DECRETO DAS MULHERES ESTRELAS

Hoje decido me tratar com amor e acabar com todas as críticas.

Hoje aprendo a olhar para dentro de mim e me conhecer.

Hoje sei como dizer "não" quando essa for a minha real vontade.

Hoje sei qual a sensação de me perdoar e sei como me olhar com alegria e compaixão.

Hoje dou o meu melhor e pratico a gratidão.

Com amor, me cuido e compreendo que cada passo e cada queda me trouxeram até aqui, confio que o Criador renova as minhas forças a cada manhã.

Hoje decido jamais me abandonar.

Hoje decido ser a heroína da minha própria história.

Hoje confio na vida e sei que tudo vem a mim com facilidade, alegria e glória.

Sou protegida.

Sou abençoada.

Sou uma mulher estrela.

E nasci para brilhar.

Bônus: *no QR Code da p. 228 deste livro, acesse a meditação guiada para ativar a sua estrela interior.*

PERDOAR

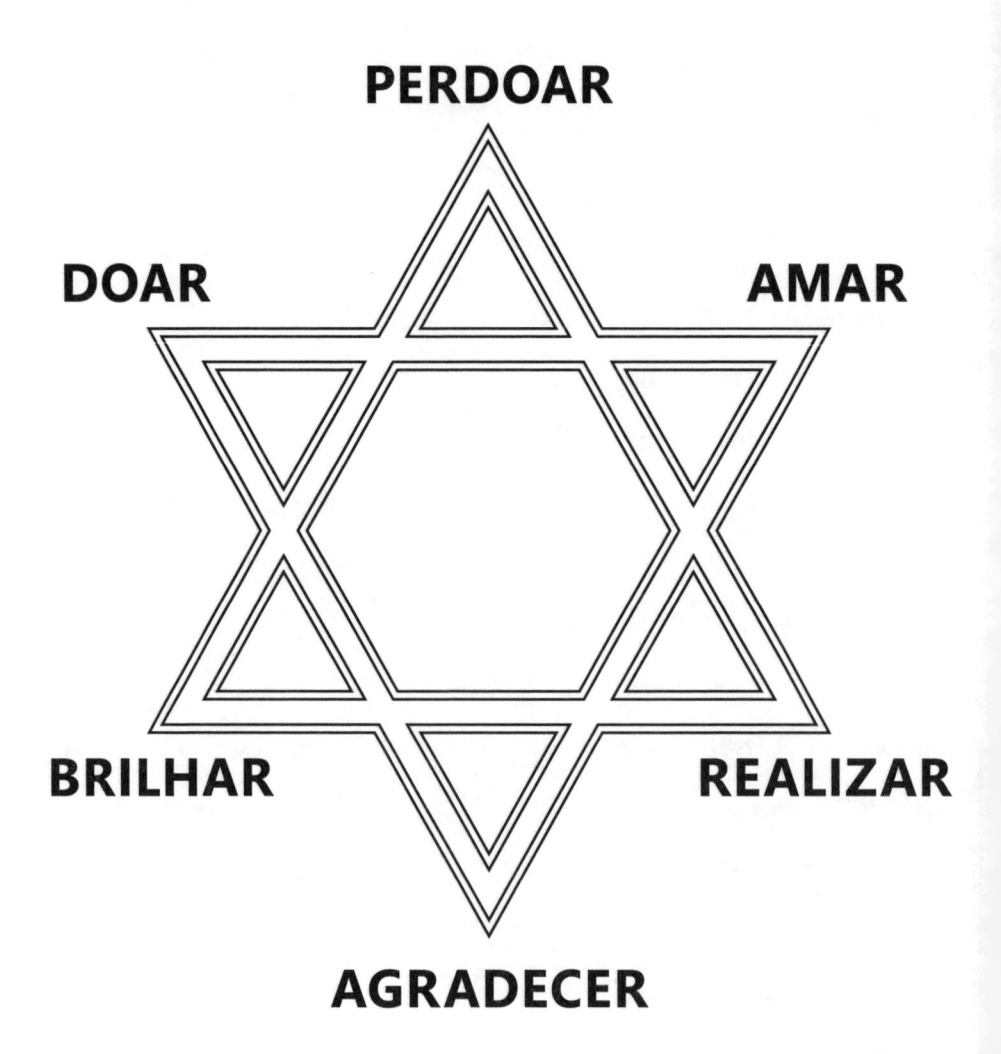

DOAR **AMAR**

BRILHAR **REALIZAR**

AGRADECER

MEU SOL

Quando comecei a namorar o Juliano, a primeira coisa que ele disse foi: "Eu quero ser pai".

Neste momento, o meu desejo de ser mãe ganhou força. Era como se a luz que preenchia meu peito se expandisse e meu brilho ficasse ainda maior. Eu podia sonhar com um homem ao meu lado, apoiando todos os meus desejos. Eu podia realizar todos os meus sonhos. E ser mãe era um sonho que eu ainda não tinha realizado.

Fomos morar juntos e imaginamos um casamento para aquele mesmo ano. Nos casaríamos no dia 20 de novembro, na praia. Procurei um lugar mágico e me conectei com a energia de Tulum, no México. Tulum é conhecida pelas praias e ruínas preservadas em uma antiga cidade maia. Existe um castelo situado em um penhasco sobre a praia de areia branca e mar azul-turquesa, e pensei que poderíamos celebrar a nossa união nesse paraíso.

O Juliano ficou encantado com o lugar, e começamos a conversar com as agências e prever como seria esse dia tão especial. Comecei a organizar as coisas, fazer orçamentos e, no meio disso tudo, um imprevisto: uma pandemia mundial derrubou nossos planos. Nada de casamento em 2020. Ficaríamos em casa, longe de aglomerações, de pessoas, de vírus, de seres vivos em geral. Ficaríamos só nós dois.

Como ambos viviam uma vida digital, focamos 100% no trabalho. Eu fazia lives todos os dias às nove da manhã no período mais tenso da história moderna. Era uma dedicação incansável. Eu falava com mulheres que pediam socorro de todas as formas, e eu fazia o que podia para ajudar todas que me acessavam. Ao mesmo tempo, minhas alunas se multiplicavam. Os cursos começaram a dar resultado financeiro, e eu vivia um período de muita prosperidade. Entrei de corpo, mente e alma no trabalho e fiquei feliz e realizada em poder compartilhar o que sabia para ajudar as pessoas que enfrentavam dificuldades.

Eu já tinha passado longos períodos de escuridão. Sabia que viver na escuridão não era fácil e não desejava isso para ninguém. Atendi mulheres que diziam que estavam prestes a cometer suicídio até assistirem às minhas lives de meditação e voltarem a acreditar na vida e ter esperança.

Eu estava nutrida com aquela resposta, estava profissionalmente entregue e realizada. E quanto mais recebia feedbacks, mais me entregava. A doação, que sempre esteve em meu DNA, parecia que vinha à tona. Era como se eu estivesse no lugar certo, na hora certa. Fazendo aquilo que sabia para acender a luz de quem estava com ela apagada.

Então, certa tarde, já em junho de 2020, meu amigo maquiador disse que tinha uma amiga cerimonialista perguntando se eu queria fazer um casamento íntimo. Fiquei surpresa. "Casamento? No meio da pandemia?"

E ele explicou que sim, eram só os fotógrafos e um cenário paradisíaco. Aí veio o presente. O universo sempre tem presentes para quem está alinhado com ele. "Elas querem te dar de presente para você divulgar o trabalho delas".

Eu não era influenciadora digital. Nunca fui. Era professora de meditação. Por que elas me dariam aquele presente? Ganhar um casamento inteiro que custava caro, de presente, era um sinal. Meu coração palpitou. Eu estava realizada. Disse sim, e marcamos a data para 5 de julho.

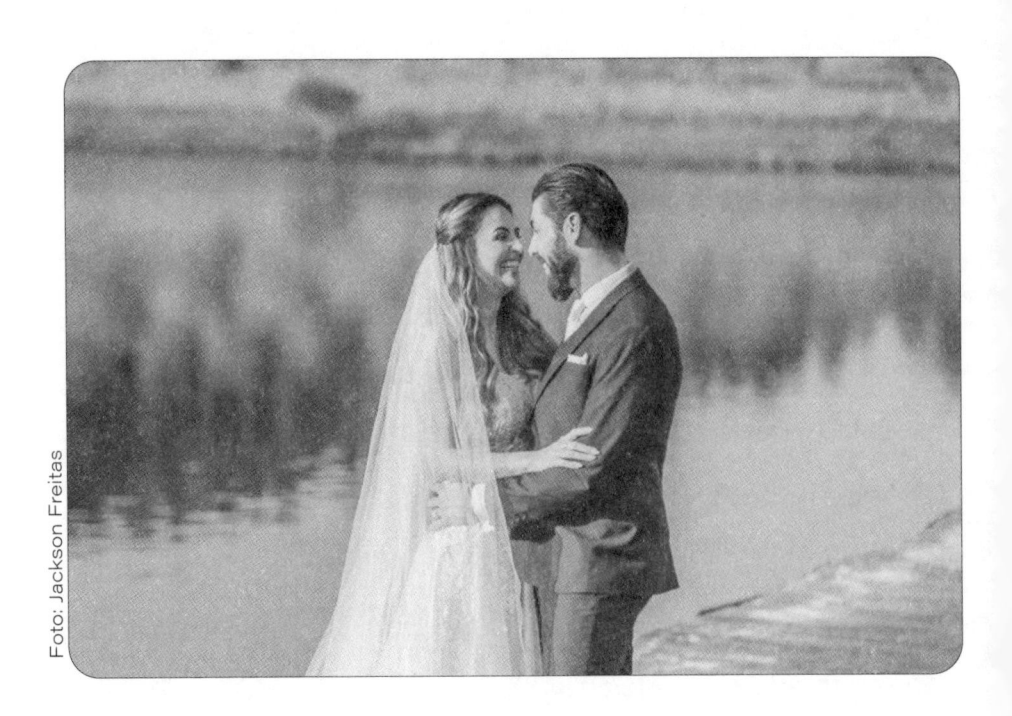

Foto: Jackson Freitas

Só que alguns dias antes, comecei a sentir uma dor no peito. Incomodada, fui fazer um exame. Achei que pudesse ser a prótese de silicone. Nada. Comecei a ter cólicas, fui à farmácia, comprei um remédio e, antes de ir embora, passei por um corredor estratégico.

Vi um teste de gravidez. Lembrei do Juliano falando que minha menstruação estava atrasada. Não, não era possível. Na dúvida, peguei um teste. Fui para casa só para tirar aquilo da cabeça.

Em dois minutos, minha vida mudou. Vi as duas listrinhas, o banheiro escureceu. Não. Não era possível. Ou era? Duas listrinhas. Duas pessoas. Eu e um bebê. Voltei à farmácia, precisava comprovar. E se o teste estivesse errado? Comprei quatro novos testes. Para minha surpresa, eles estavam certos. Sem margem de erro, eu tinha cinco testes positivos diante de mim. "Meu Deus, eu tô grávida". Um flashback de tudo que tinha acontecido na minha vida voltou com força. A primeira vez que vi o Juliano, nosso primeiro beijo, a morte da minha mãe, a expectativa pelo dia do casamento e aquela gravidez.

Aquela gravidez.

Era um sonho. Mas era real. Eu seria mãe.

Cinco dias depois, lá estava eu, vestida de branco, ouvindo aquela música. A música da minha vida. Como sempre, Fix

You, do Coldplay, contava a minha história, dizendo que "Luzes vão te guiar para casa". Era como se Deus me escrevesse uma carta.

Aqueles minutos foram determinantes para eu entender que tinha sido presenteada pelo universo, sem ter organizado nada. Um bebê a caminho, um casamento de presente, um marido por quem eu era apaixonada e que era apaixonado por mim, e uma carreira próspera.

Deus tinha ajudado a pegar todos os caquinhos da Carmem, que tinham se espalhado ao longo da vida, e sinalizado que era hora de me recompor. Eu estava sendo consertada.

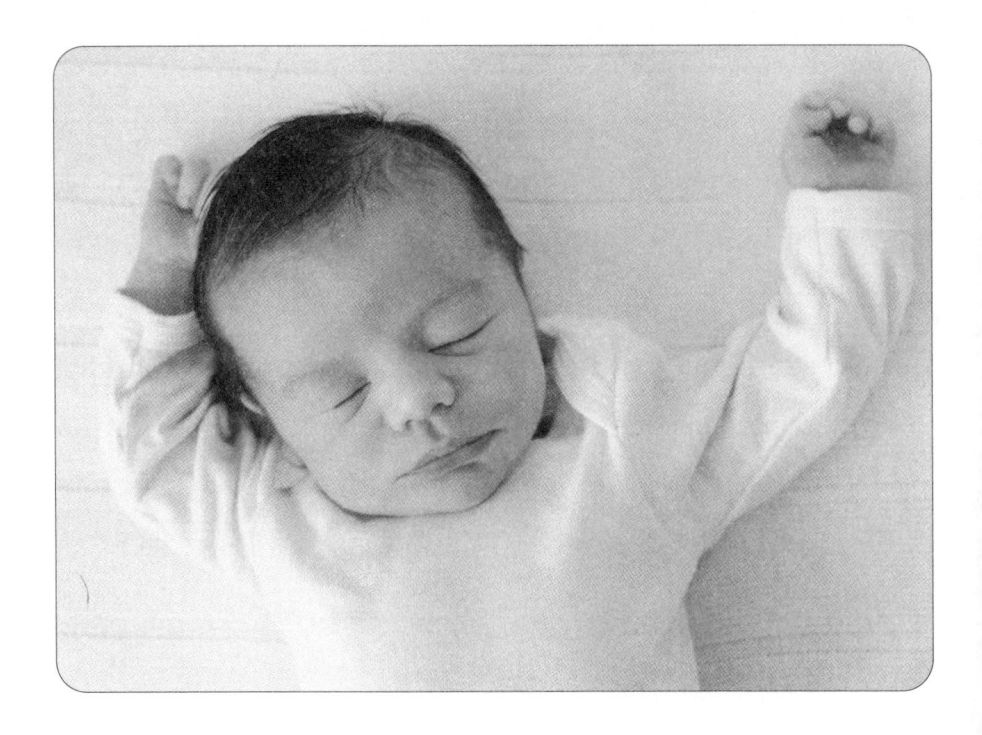

✦ Uma história real: *Perdoar Amar Agradecer* ✦

Eu e o Juliano trocamos os votos como se estivéssemos selando nossa missão. Como se aquilo tivesse sido combinado muito antes de estarmos ali. Saímos preenchidos daquele dia, e eu estava na expectativa de saber o sexo do bebê.

Quando fizemos o chá de revelação, para saber se era menino ou menina, foi o dia mais feliz da minha vida. Minha vida estava completa. Eu sempre quis um menino.

Ravi, que significa Sol, veio brilhar na minha vida. Ele é meu Sol. E me faz brilhar ainda mais. Ele é um presente de Deus nas nossas vidas, o filho que eu desejei, que trouxe mais luz para minha vida.

Todas nascemos para brilhar. Para realizar sonhos. Temos uma vida inteira para ver a magia tomando forma. Para consertar umas às outras, para agradecer pelas pequenas e grandes realizações, pelas dores, para perdoar, amar, realizar, doar, mas sem esquecer da nossa luz. **Nunca deixe de brilhar.**

Não se esqueça: luzes vão te guiar para casa. E um dia, você será essa luz que guiará todos os outros. O brilho da sua vida dependerá da sua capacidade de compartilhar tudo o que é e tudo que tem, para que a luz seja cada vez mais forte.

Não a deixe apagar.
Somos todas filhas da luz.

PARTE 6: DOAR

Comecei a multiplicar meus resultados depois que aprendi, caminhei e transbordei tanto, que não tinha como não doar ao universo tudo que eu tinha recebido.

A Carmem que se expunha nas redes sociais precisava encontrar novos canais para levar sua mensagem. Eu precisava urgentemente soltar, com a urgência de quem precisa expirar para conseguir inspirar.

Na vida, a gente só preenche tudo, todos os espaços, quando aprende a soltar. E doar é parte disso. Não era justo que eu guardasse tudo para mim, que não compartilhasse o que tinha recebido. Tantas pessoas maravilhosas compartilhando suas dádivas, seus tesouros. E escrever este livro, fazer meus cursos, lives, meditações, disponibilizar meu conteúdo é fruto de uma doação, para retribuir ao universo aquilo que recebi. É a forma mais pura de agradecer.

Quando você se doa, faz a diferença na vida de alguém.

A vida exige que nos doemos. Que sejamos inteiras. No seu dia a dia, quantas vezes você se doa?

Tenho uma amiga super espiritualizada que faz todos os cursos e iniciações, mas está insatisfeita com seu trabalho em uma agência bancária. Começou a sofrer porque trabalhava no banco e achou que, por ter despertado, precisava sair daquele lugar. Foi quando teve uma intuição, um insight.

Ela percebeu que o seu grande desafio era ser espiritualizada dentro daquele ambiente.

Agora, quero que você entenda um princípio básico para a doação. Repita para si mesma: "Eu posso cumprir meu papel onde quer que eu esteja". Porque achamos que lugar de se doar é lá na igreja, lá no trabalho espiritual, lá no asilo ou ainda naquele trabalho voluntário. Mas doar é doar a nossa energia. Doar é ser quem somos no lugar onde estamos e aplicar aquilo que sabemos para transformar o mundo. O maior desafio das pessoas é esse: se doar mesmo em um ambiente corporativo, se doar para transformar pessoas mesmo que não seja em um trabalho espiritual, se doar em um consultório terapêutico.

Seja você. Esta é a melhor coisa que você pode fazer pela humanidade: ser você onde quer que esteja.

A primeira coisa que precisamos fazer é sermos generosas conosco mesmas. Porque brigamos com a gente o tempo todo, querendo ser outra pessoa. Ou querendo se encaixar em um lugar diferente.

O que eu queria dizer é: não mude sua verdade. Não brigue com você. Não é todo mundo que nasceu para ser monge budista e viver na Índia. O desafio é viver a vida do dia a dia e praticar a generosidade, de coração aberto. E, principalmente, aceitando a vida como ela é. E aceitando a nós mesmas como somos.

Sempre fui uma mulher de salto alto e grife e, quando comecei a praticar Ho'oponopono, achei que tinha que deixar de lado tudo aquilo que eu havia sido. A Carmem loira, de cabelos bem cuidados. Achei que para ser aceita no mundo da meditação e das práticas espirituais, precisava falar baixo, ser meio hippie, usar roupas que não tinham nada a ver comigo. Mas quando percebi que o meu desafio era andar do jeito que ando e ser do jeito que sou, falando de espiritualidade, entendi que no mundo só podemos doar aquilo que temos de mais precioso quando assumimos nossa verdade.

E não é fácil assumir a nossa verdade.

Mas você pode ter certeza: enquanto não é verdade, incomoda. E ninguém se doa de verdade quando não tem verdade. Às vezes a gente quer dizer alguma coisa para alguém e cria uma história pra si mesma, porque está com o ego ferido e cria um repertório para dizer em voz alta, querendo se enganar.

Mas quer saber?

A verdade cura.

A vida sempre coloca as pessoas certas no nosso caminho. As pessoas que precisam nos dizer palavras simples, que podem nos auxiliar em pequenas evoluções espirituais necessárias naquele momento. O universo sempre nos presenteia com lugares, pessoas e situações que possam contribuir na nossa evolução.

Enquanto estava escrevendo este livro, fui convidada por um amigo para ir a um encontro de meditação com uma senhora de idade, um convite muito especial, pois a reunião é para um grupo seleto de pessoas que buscam expandir a consciência. Me senti honrada e, ao chegar lá, cada palavra que ela dizia mudava uma coisa em meu coração. Eu sentia que aquelas palavras eram dirigidas a mim. Entre elas, uma nova percepção sobre as pequenas inverdades que vamos deixando pelo caminho e que maculam a nossa integridade.

Qual o insight que tirei de lá? A mentira. A Carmem ainda estava presa em pequenas mentiras. Eram sim pequenas e inofensivas mentiras como: "Diz que estou ocupada, diz que não estou", quando na verdade apenas não queria atender alguma ligação.

A verdade veio como uma transformação. Um encontro. E pode ter certeza de que, quando temos uma mudança no nosso interior, muitas vezes somos impactadas fisicamente por ela. Quando dói fisicamente é que seu corpo está reagindo. Seu corpo reage, ele quer te dizer algo, quer te alertar, quer gritar "Ei, acorde, seja você mesma!", mas a gente não ouve e fica fingindo que é tudo físico.

E não é fácil estar o tempo todo em equilíbrio. Mente, corpo e espírito. Escutar o que alma diz e estar no planeta em que vivemos.

Consigo perceber quando não estou em equilíbrio quando começo a julgar. Sou uma pessoa de natureza crítica. Com tudo e com todos. No nosso capítulo de amor-próprio, digo sobre não criticar. Quando começo a criticar demais os outros ou a me criticar, não estou em equilíbrio. Estou tóxica.

Se eu ficar três dias sem meditar, começo a voltar para a antiga Carmem. Crítica, triste, angustiada, incapaz. Precisamos estar em constante limpeza. Auto-observação é a palavra-chave para conquistarmos tudo isso.

As pessoas acham que quando estamos em um caminho de autoconhecimento, ficamos iluminadas o tempo todo, mas, na verdade, qualquer coisa pode nos fazer sair do equilíbrio e descer para um nível de tristeza e angústia. Temos que diagnosticar nossa fraqueza. E agir.

Parece que se sou espiritual, não posso ficar nervosa. Não posso ser vulnerável. Não posso ficar triste. Não posso comer carne ou beber álcool. Tenho que ter fé e confiança. Tenho que ficar positiva em todas as situações.

A perfeição imposta é a maior destruição que venderam aos espiritualizados ou àqueles que pretendem ser.

Você *não* é mais espiritual por tentar ser perfeita e nunca se incomodar por nada.

Se o seu momento exige:

Você deve conhecer suas sombras.

Você deve encarar seus traumas e medos.

Você deve se encontrar com a sua dor e exteriorizar, e chorar, e gritar... se preciso for.

Aceite o seu lado vulnerável. Sua tristeza. Seu cansaço. Sua apatia. Seu desânimo. Suas frustrações e sua impotência.

Quer aumentar sua luz?

Primeiro vá conhecer a sua sombra.

Até que você não faça as pazes com tudo o que você é, você não vai se conhecer.

E depois você poderá escolher ser uma mulher estrela, uma mulher forte e decidida.

Nós estamos em um mundo onde existem todos os tipos de emoções e atitudes. Mas quanto tempo você vai ficar nelas?

É preciso se perceber e aprender a se autoconhecer, se observar e entender quem você é.

As pessoas estão muito perdidas. Estão vivendo no automático. Homens e mulheres saem para trabalhar, voltam, cuidam dos filhos, comem, vão dormir. As pessoas vão vivendo um protocolo de obrigações. E nesse estado de inconsciência, o que a pessoa faz? Vai entrando nessas escolhas que baixam a frequência e trazem mais coisas ruins.

Observe mais o seu dia a dia. Observe mais a si mesma. Não mude sua verdade. Não brigue com você. Traga a espiritualidade para o seu dia a dia.

E lembre-se: ser espiritual é fazer a diferença na vida de alguém.

Por isso, agora eu te convido a fazer essa diferença. Se você gostou de tudo que leu neste livro, ofereça um exemplar de presente para alguém que precise ler estas palavras. Ajude a criar uma corrente de mulheres estrelas, mulheres que se ajudam, que se apoiam, que entendem que umas precisam das outras e que juntas somos mais fortes.

Doar é multiplicar. É dividir para somar. É ser quem você é e, sendo você, fazer a diferença na vida das pessoas. Para se doar não é preciso largar tudo e viver uma vida sem dinheiro, fazendo tudo pelos outros. É preciso doar a si mesma o melhor, e fazendo para si, você vai aprender a brilhar e multiplicar sua luz até iluminar os outros. Por isso, doe um exemplar deste livro, pois estas palavras serão movimento e bênção na vida de pessoas que precisam delas.

Bônus: *no QR Code da p. 228 deste livro, acesse a meditação da doação planetária.*

Nessa jornada você precisa estar o tempo todo *alinhada*. Realizando, perdoando, AMANDO. Para tudo acontecer, você tem que estar o tempo todo fazendo todos os caminhos. Senão, você não consegue DEIXAR SUA LUZ BRILHAR. Porque brilhar é estar em *equilíbrio*, é ser *feliz*, de forma geral e em *conexão* com tudo.

@carmemmendes

PALAVRAS FINAIS

Verdades não são meias verdades. São verdades inteiras, trazidas do fundo da alma, resgatadas com a mão, pinceladas para que o nosso passado não se perca na teia do destino. Quando escrevi este livro, antes de colocar um ponto final nele, precisava revisitar uma das dúvidas que ainda assaltavam meu coração.

Eu não podia levar meias verdades. Eu precisava encarar o maior desafio.

Na busca por esta coisa que chamamos de história de vida, fui ao encontro de mestres e terapeutas que pudessem me ajudar com um mapa – eu não podia fugir, esquecer ou me perder de mim mesma, nem de minha verdadeira intenção de alma.

Eu precisava da resposta. Uma palavra diz muito, mas eu ainda tinha um resquício de dúvida sobre se aquele homem a quem minha tia se referia era meu verdadeiro pai.

A vida já tinha me dado oportunidades de rasgar esse véu, mas só depois encontrei a coragem. Ela pegou em minha mão e foi ao meu lado enquanto eu ia em busca da ancestralidade paterna.

Decidida, fui atrás de um exame de DNA e encontrei a suposta irmã por parte de pai, que o universo trouxe de maneira inusitada até mim através das redes sociais.

A grande trajetória do livro começou após o término de cada palavra escrita aqui, e que daria outro livro, mas eu não podia terminar esse capítulo da minha vida sem saber quem era meu pai de verdade.

E a verdade você já sabe. O exame só veio confirmar isso.

Hoje meu **coração** está TRANQUILO, porque não há mais nada a esconder. De mim. Do *mundo*. De você.

@carmemmendes

★ ★

Ao longo deste livro você foi presenteada com diversos bônus e contúdos exclusivos. Para acessá-los, aponte a câmera do seu celular para o QR Code a seguir:

★ ★

POSFÁCIO

Doutor Scherer

Conheci a Carmem em um momento de sofrimento, talvez o mais desafiador de sua vida. Mas foi nos seus maiores desafios que as suas virtudes começaram a aflorar, quem sabe como uma luz no fim do túnel.

Não me esqueço daquele fim de novembro, quando em meu consultório recebi uma jovem, já adulta, com sua criança interior exposta, olhar triste que até quando se expressava sorrindo não podia esconder sua tristeza. Vivi tão intensamente aquele momento, ao vê-la sentada em minha frente, que não lembro bem o que ela me dizia, mas sua expressão me marcou profundamente, tanto que lembro disso até hoje.

Hoje, conhecendo toda a sua história, vejo a cumplicidade do universo fazendo das suas, juntando os personagens certos, nos momentos certos, **em uma frequência vibratória harmônica.**

É impressionante ler e acompanhar a história da Carmem, que ensina a todas as mulheres o verdadeiro sentido da vida, o propósito da libertação, como ser livre, autossuficiente e feliz consigo mesma, através do autoconhecimento e da busca pela autoestima elevada.

Este é um livro que deve ser conhecido, divulgado e apreciado por todas as mulheres, convidando-as para, unidas, praticarem o autoconhecimento, a autoestima, sua integridade – não a metade da laranja, mas conhecer a sua própria alma e aí então reconhecer sua alma gêmea, para viver e conviver em harmonia e crescimento a dois.

Por fim, reconheço que de alguma forma fui importante para a Carmem durante a sua jornada de dor e superação.

A vida da Carmem não contarei, porque o verdadeiro valor está no seu processo de evolução, em suas batalhas inglórias e gloriosas, em sua garra, sua persistência, sua resiliência, seu sofrimento, o seu chamado e seu convite a todas as mulheres para serem Mulheres Estrelas, mulheres que brilham, que iluminam, que realmente amam com liberdade porque aprenderam a amar a si mesmas.

QUE DEUS, A CONSCIÊNCIA CRIATIVA
E AMOROSA DO UNIVERSO,
ABENÇOE A TODAS AS MULHERES,
AS MULHERES ESTRELAS,
AS MULHERES DE UMA NOVA ERA.

Luiz Carlos Scherer CRM 2681
Cirurgião e Obstetra há quase 5 décadas.
Atualmente atua com Medicina Preventiva

Transformação pessoal, crescimento contínuo, aprendizado com equilíbrio e consciência elevada. Essas palavras fazem sentido para você?

Se você busca a sua evolução espiritual, acesse os nossos sites e redes sociais:

Leia Luz – o canal da Luz da Serra Editora no **YouTube**:

Conheça também nosso **Selo MAP – Mentes de Alta Performance**:

No **Instagram**:

Luz da Serra Editora no **Instagram**:

No **Facebook**:

Luz da Serra Editora no **Facebook**:

Conheça todos os nossos livros acessando nossa **loja virtual**:

Conheça os sites das outras empresas do Grupo Luz da Serra:

luzdaserra.com.br

iniciados.com.br

luzdaserra

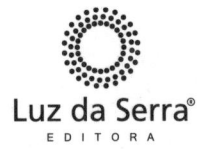

Luz da Serra®
EDITORA

Avenida Quinze de Novembro, 785 – Centro
Nova Petrópolis / RS – CEP 95150-000
Fone: (54) 3281-4399 / (54) 99113-7657
E-mail: loja@luzdaserra.com.br

Impressão e Acabamento | Gráfica Viena
Todo papel desta obra possui certificação FSC® do fabricante.
Produzido conforme melhores práticas de gestão ambiental (ISO 14001)
www.graficaviena.com.br